丽水市首批重点科技创新团队——
中药材重点科技创新团队项目（2012CXTD11）科研成果

浙西南中药材资源收集评价与高效经营模式研究

刘跃钧　蒋燕锋　等著

中国林业出版社

图书在版编目（CIP）数据

浙西南中药材资源收集评价与高效经营模式研究/
刘跃钧等著. —北京：中国林业出版社，2018.1
ISBN 978-7-5038-9370-4

Ⅰ.①浙⋯　Ⅱ.①刘⋯　Ⅲ.①中药资源—研究—浙江
Ⅳ.①R282

中国版本图书馆 CIP 数据核字（2017）第 285717 号

出版　中国林业出版社（100009　北京西城区刘海胡同 7 号）
网　址 http：//lycb. forestry. gov. cn
发　行　中国林业出版社
E-mail forestbook@ 163. com　电　话　010-83143515
印刷　北京中科印刷有限公司
版次　2018 年 1 月第 1 版
印次　2018 年 1 月第 1 次
开本　787mm×960mm　1/16
印张　14
字数　251 千字
印数　1~1500 册
定价　48. 00 元

著者名单

主要著者： 刘跃钧　蒋燕锋

著　　者： 刘跃钧　蒋燕锋　华金渭

　　　　　范　蕾　谢建秋　钟子龙

　　　　　姚理武

前　言

　　浙江省是医药大省和全国林下经济的重要生产基地。中药材产业和林下经济是浙西南中心城市丽水市农林主导产业。近年来，丽水市中药材种植面积稳定在 25 万亩左右，约占全省的三分之二，但存在着新优品种缺乏、传统单元种植模式效益不高等发展瓶颈问题。丽水市是浙江省重点林区，适合种植的林下空间极为丰富，许多林下空间未加利用。

　　2012 年以来，我们依托丽水市中药材产业科技创新团队等项目，开展了浙西南林源药材资源调查和种质资源收集保存、新品种选育与引进、生态高效栽培模式创新、中药养生产品、主要产地药材功能质量评价等方面的研究，取得了丰硕的科研成果。

　　收集保存浙西南林源特色药材种质资源 37 种 147 个种源 680 余份；选育出益母草农作物新品种"浙益 1 号"1 个，多花黄精优良种质 3 个，马齿苋优良种质 2 个，铁皮石斛优良种质 1 个，三叶青优良种质 5 个，毛花猕猴桃优良种质 1 个；成功引进适宜浙西南栽培推广的杜瓜、浙薏 2 号、决明子和菜用型马齿苋 4 个药材新品种；研究掌握了多花黄精、三叶青、毛花猕猴桃 3 种野生药材生物学特性及人工驯化栽培技术，集成创新了锥栗-多花黄精、上锥栗-中石斛-下黄精、活树-铁皮石斛、吊瓜-浙贝母、橘园-三叶青、西红花-水稻等 7 种生态高效栽培模式与技术，及毛花猕猴桃、三叶青基质扦插快繁育苗技术和毛花猕猴桃高产优质栽培技术，其中锥栗-多花黄精等 3 种模式被浙江省列入"一亩山万元钱"林下经济十大典型模式；分析评价了浙西南主要药材厚朴、薏苡仁、铁皮石斛、灵芝子实体、灵芝孢子粉功效成分和重金属含量，明确了上述 5 种地产药材质量控制目标和控制措施；研究建立了可用于药材质量控制的畲药地稔指标性成分没食子酸和槲皮素薄层色谱鉴别方法，厚朴 β-桉叶醇毛细管气相色谱法测定方法，浙西南灵芝三萜类特征图谱；首次明确了畲药地稔质量控制功效成分含量为没食子酸含量 0.85~0.92mg/g、槲皮素含量 0.24~0.33mg/g；从浸出物、甘露糖、多糖指标性成分研究确立了浙西南铁皮石斛鲜茎最佳采收时间为种植 3~5 年的 11 月至次年开花前；制定发布地市级地术方标准 6 项；在中文核心期刊发表论文 24 篇，出版专著 4 部，授权国家发明专利 7 项、实用新型专利 2 项。项目实施期间，建立示范基地 2000 多亩，其中"锥栗林下套种多花黄精示范基地"于 2015 年被认定为国家林下经济示范基地，近三年，累计推广应用面积 1.48 万亩次，年新增产值 1.15 亿元，林农增收 4925 万元，年带动农民就业约 1600 人，取得了显著的综合效益。成果达到国内同类研究领先水平，在浙西南道地药材资源收集评价、林药生态复合经营模式、畲药地稔指标性成分测定方法等方面具有创新性。

鉴于中药材和林下经济产业发展的需要，及基层农林科技人员缺乏可供参考的科研项目验收鉴定实例，我们参照项目成果鉴定和报奖的通用格式，整理编辑出版本书，希望能给基层农林科技人员提供一定的帮助。本书"前言"第二自然段、第三自然段为报奖时所要提炼的项目概况，"概述"为报奖时所要提炼的立项背景和项目详细技术内容。工作报告、技术报告和技术专题报告是项目鉴定时需要准备的主要技术材料。

本书的顺利出版是全体研究人员共同努力的结果，同时还得到了丽水市林业科学研究院的支持，在此我们深表谢意！由于时间仓促、水平有限，书中肯定还存在许多问题和不足，甚至谬误，我们欢迎各位专家和读者批评指正。

著　者

2017 年 11 月

目 录

第一篇 概 述

第二篇 项目工作报告

第三篇　项目技术总报告

第四篇　技术专题报告

第一篇　概　述

1　立项背景

中医药是我国拥有资源优势和文化优势的战略新兴产业；林下经济是多种产业互相融合的一个朝阳产业。浙江省是医药大省和全国林下经济的重要生产基地。中药材产业和林下经济是浙西南中心城市丽水市农林主导产业。近年来，丽水市中药材种植面积在 25 万亩左右，规模占全省的三分之二；同时丽水市是浙江省重点林区，可用于发展林下经济的森林资源环境和林下空间极为丰富。

浙西南中药材产业发展存在的主要瓶颈：一是林源天然药材资源家底不清，资源收集保护力度较弱，野生资源消失加快，优良种质选育、新品种引进比较滞后。浙西南中心城市丽水市，是浙江省"天然药园"，但近十年来，由于市场需求增加，社会上随意采挖野生特色珍稀药用植物资源非常普遍，加上对野生资源开发利用研究不够，缺乏人工种植，造成许多野生药材资源如多花黄精、三叶青、毛花猕猴桃、铁线莲、七叶一枝花、八角莲等正在锐减或消失；浙江省重要药材益母草品质出现退化；浙西南药材新品种引进推广力度、特色资源开发利用研究还有待加强。二是林区种植中药材模式单一、经济效益低，缺少生态高效栽培模式示范带动。2010 年，农业部门曾作过比较精确的统计，浙西南中药材传统单元种植模式年均亩产值 0.2 万元左右。浙西南中药材传统种植模式技术规范化程度不高、技术含量低、土地连作障碍严重、土地综合利用率低，导致种植经济收入低和生产积极性不高，加上缺少生态高效栽培模式研究与示范，浙西南中药材产业转型升级缺乏技术创新和支撑。三是浙西南林区主要地产药材质量评价与质量控制急需加强。丽水是"中国厚朴之乡""中国灵芝之乡"，全市厚朴种植面积约 10 万亩，灵芝约 0.1 万亩，铁皮石斛约 0.5 万亩、薏苡约 0.6 万亩。上述药材质量缺乏全面评价，作为地产药材质量控制目标不明。《中国药典》中，灵芝孢子粉未收录，关于厚朴 β-桉叶醇、灵芝三萜指标性成分检测方法未明确，需补充；地稔是畲药代表性品种之一，在景宁畲族自治县用药非常普遍，但《中国药典》未收载，指标性成分及其检测方法不明，质控标准缺乏专属性。

国内林药复合经营刚刚起步，粮药轮作模式正在研究探讨，大多数中药材研究集中在大宗药材栽培技术、化学成分分析和药理毒理学等研究，多花黄精、三叶青等野生林源药材优良种质筛选、林药复合经营和粮药轮作生态高效栽培模式与技术、浙西南林区主要药材质量评价与控制等未见公开报道。因此，开展林源药材种质优选及生态高效栽培利用研究，有利于突破浙西南中药材产业发展的主要瓶颈，对提高农民收入、培育优质药材、促进中药材和林下经济产业发展及高标准全面建成小康社会具有重大意义。

2 总体思路

项目针对浙西南中药材产业发展瓶颈，依托丽水市重点科技创新团队中药材团队项目，采用资源调查、田间观察、试验研究、成分测定等定性定量分析方法，开展产学研联合攻关，目标旨在查清浙西南野生药用植物资源家底，建立 1 个浙西南特色药材种质资源库，选育 1 个中药材新品种和 12 个优良种质，引进栽培 4 个中药材新品种，掌握 3 种野生药材生物学特性及人工驯化栽培技术，创新 7 种林（粮）药高效种植模式与技术，完成 5 种产地主要药材质量评价，明确 1 种畲药指标性成分测定方法，申报 8 项专利，制定发布 6 项市级地方标准技术规范，建立高效栽培示范基地 2000 亩，推广辐射 4500 亩以上，新增年产值达到 3000 万元以上，带动农民就业 1500 人，研究成果整体达到国内同类研究领先水平，支撑浙西南中药材产业和林下经济产业健康发展。

3 技术方案

3.1 研究内容及经济技术指标

3.1.1 林源药材资源调查和特色药材种质资源收集保存

研究专题 3 项：浙西南林源中药材资源种类和分布情况调查；浙西南特色林源中药材种类收集保存及资源库建设；多花黄精等 5 种林源中药材野生地理种源收集保存及资源库建设。

技术经济指标：①摸清浙西南林源中药材资源种类和分布情况，出版专著 1 部；②建立浙西南林源中药材种质资源库 1 个，收集保存特色林药多花黄精、三叶青、益母草、毛花猕猴桃、柳叶蜡梅等中药材 30 种 120 个种源 500 份种质。

3.1.2 浙西南主要药材新品种选育、引进和优良种源筛选

研究专题 9 项：益母草优良品种"浙益 1 号"选育；不同地理种源多花黄精评价及优良种源筛选；浙江丽水不同产地马齿苋多糖含量测定与比较；丽水产地铁皮石斛质量评价；珍稀药材三叶青种质资源遗传多样性的 ISSR 分析；

不同种源三叶青农艺性状比较；不同种源三叶青中总黄酮含量的比较；毛花猕猴桃优良株系筛选与扦插试验，药材新品种引进试验。

技术经济指标：①选育益母草高产新品种 1 个，多花黄精优良种源 3 个，马齿苋优良种源 2 个，铁皮石斛优良种源 1 个，三叶青优良种源 5 个，花猕猴桃优良种源 2 个；②引进药材新品种 4 个；③在核心期刊发表论文 6 篇以上。

3.1.3 浙西南重点林区 7 种生态高效栽培模式创新与技术研究

研究专题 19 项：①锥栗-多花黄精复合经营模式试验，多花黄精生物生态学特性研究，不同遮阴条件对黄精生长发育的影响，生根剂与激素浓度对黄精生长发育的影响，锥栗林下多花黄精复合经营技术规程研究制定；②上锥栗-中石斛-下黄精立体复合经营模式试验与栽培技术集成；③活树-铁皮石斛栽培模式集成应用，铁皮石斛不同树种附生栽培研究，铁皮石斛全同胞 F1 代"黑节 1 号"应用推广，铁皮石斛活树附生栽培技术规程研究制定；④果园-三叶青复合经营模式试验，不同种源三叶青生物学特性与扦插育苗试验，三叶青生产技术规程研究制定；⑤吊瓜-浙贝母复合经营模式试验与栽培技术集成研究；⑥水稻-西红花轮作模式试验与轮作栽培技术集成研究；⑦油茶-前胡复合经营模式试验，套种前胡对新造油茶基地土壤肥力的影响，油茶林下套种前胡复合经营技术规程研究制定；⑧毛花猕猴桃扦插繁殖及高效栽培技术研究。

技术经济指标：①研究掌握多花黄精等 3 种野生药材生物学特性；②研究创新 7 种生态高效栽培模式，研究集成 8 项生态高效栽培技术和 1 项扦插育苗技术；③支撑建立生态高效栽培示范基地 2000+亩；④研究制定市级地方标准栽培技术规范 6 项；⑤申报专利 2 项；⑥出版专著 1 部；⑦核心期刊发表论文 8 篇以上。

3.1.4 浙西南主要地产中药材功效成分测定与质量评价研究

研究专题 7 项：灵芝活性成分和 4 种重金属含量分析与评价；铁皮石斛活性成分和 2 种重金属含量分析与评价；薏苡仁活性成分和 5 种重金属含量分析与评价；厚朴 β-桉叶醇含量分析方法研究与质量评价；浙西南地产中药材灵芝三萜类成分指纹图谱研究；地稔中没食子酸和槲皮素含量测定方法研究；柳叶蜡梅中总香豆素的提取工艺纯化及研究。

技术经济指标：①完成灵芝子实体、灵芝孢子粉、厚朴、铁皮石斛、薏苡质量评价，明确上述药材质量控制目标；②研究建立地稔指标性成分鉴别方法，厚朴 β-桉叶醇测定方法，柳叶蜡梅 6，7-二甲氧基香豆素高效提取方法，浙西南灵芝三萜类特征指纹图谱；③研究明确应用于药材质量控制的地稔指标性成分含量；④在核心期刊发表学术论文 5 篇以上。

3.2 实施步骤

项目实施时间 12 年（从 2005 年 1 月至 2016 年 12 月），分 3 个阶段实施。

第一阶段（2005~2012 年）：开展林源药材资源调查、林源药材种质资源收集保存，种质资源库建立，市场调研，生物学特性观察，油茶–前胡复合经营技术研究与示范等。

第二阶段（2013~2014 年）：开展益母草区试，多花黄精优良种质筛选，多花黄精、铁皮石斛、三叶青、吊瓜等复合经营研究示范，水稻–西红花轮作模式研究示范，主要产地中药材质量评价与研究，地方标准研究制定，技术培训，示范基地建设等。

第三阶段（2015~2016 年）：研究集成 7 种生态高效栽培模式与技术；继续开展地方标准研究制定，技术培训，示范基地建设；完成主要地产中药材质量评价与研究，完成主要地产中药材功效成分测定与质量评价；成果验收或鉴定。

3.3 技术路线

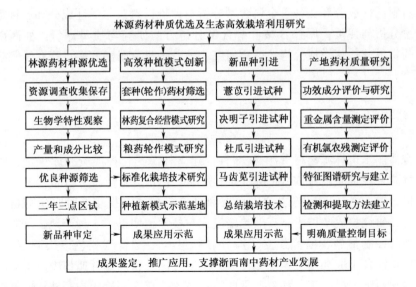

3.4 任务分解

项目由丽水市林业科学研究院、丽水市农业科学研究院、丽水市食品药品检验所共同完成单位，具体任务分解如下。

丽水市林业科学研究院为项目主持单位，全面负责项目实施方案制定和项目管理、验收与鉴定，具体承担"中药材种质资源收集与林药复合经营模式研究与示范""浙南林药复合经营技术集成推广示范""油茶基地林药复合经营技术推广与示范"等项目，具体负责柳叶蜡梅、多花黄精等林源药材种质资源收集保存，益母草新品种选育和多花黄精、马齿苋种质优选，多花黄精、铁皮石斛、浙贝母、前胡生态高效栽培模式与技术研究，黄精酒研发，技术培训，支撑示范基地建设等。

丽水市农业科学研究院为主要完成单位，具体承担"中药材资源收集与农-药高效轮套种耕作制度研究与示范"等项目，具体负责资源调查，三叶青、地稔、毛花猕猴桃等林源药材种质资源收集保存，三叶青、毛花猕猴桃种质优选，三叶青、西红花生态高效栽培模式与技术研究，技术培训、支撑示范基地建设等。

丽水市食品药品检验所：主要完成单位，具体承担"丽水各类地产药材的质量研究"项目，具体负责灵芝活性成分和 4 种重金属含量分析与评价；铁皮石斛活性成分和 2 种重金属含量分析与评价；薏苡仁活性成分和 5 种重金属含量分析与评价；厚朴 β-桉叶醇含量分析方法研究与质量评价；浙西南地产中药材灵芝三萜类成分指纹图谱研究；地稔中没食子酸和槲皮素含量测定方法研究。

4 主要研究成果

查清丽水市林源药材资源 2478 种，建立林源药材种质资源库 1 个，收集保存林源药材种质资源 37 种 147 个种源 680 余份；选育药材新品种 1 个，筛选优良种源 12 个，成功引进药材新品种 4 个；研究掌握了 3 种野生药材生物学特性，研究集成 7 种生态高效栽培模式与技术；明确了 5 种产地药材质量控制目标和控制措施，研究建立了厚朴 β-桉叶醇毛细管气相色谱法测定方法、畲药地稔没食子酸和槲皮素指标性成分测定方法、畲药柳叶蜡梅中总香豆素类化合物超声辅助提取工艺和液液萃取纯化技术，首次明确了畲药地稔质量控制功效成分没食子酸和槲皮素含量；制定市级地方标准 6 项；授权发明专利 6

项、实用新型 2 项；出版专著 4 部；发表论文 24 篇；培养人才 13 人。

4.1 查清了林源药材资源种类，建立了林源药材种质资源库

调查结果，丽水市有药用资源 2478 种，其中：药用菌类 42 科 95 属 209 种，植物类 215 科 896 属 1996 种，动物类 123 科 249 种，矿物类 11 种，其他类 13 种；增补《浙江药物志》未收载药用植物短梗大参、箭叶秋葵、铁皮石斛、蔓性千斤拔、广东紫珠 6 种；出版了《浙江丽水药物志》《浙江丽水中药材与文化》2 部专著。建立林源药材种质资源库 1 个，收集保存多花黄精、三叶青、铁皮石斛、玉竹、白及、八角莲、六角莲、七叶一枝花、天南星、铁线莲等阴生药材为主的种质资源 37 种 147 个种源 680 余份。其中：多花黄精 17 个种源；三叶青 21 种源；益母草 21 种源；毛花猕猴桃 10 个种源；柳叶蜡梅 15 种源；马齿苋 6 个种源；铁皮石斛 10 个种源；麦冬 15 个种源等。

4.2 选育优良新品种 1 个，筛选优良种源 12 个，成功引进新品种 4 个

根据益母草产量和功效成分含量指标，从 21 个种源中选育出农作物益母草高产新品种"浙益 1 号"1 个，两年三茬平均亩产鲜益母草 1343.8 kg，比对照增产 14.3%；益母草中水苏碱含量 3.12%，益母草碱含量 0.228%。

根据多花黄精根茎产量、多糖和皂苷含量指标，从 17 个野生地理种源中筛选出多花黄精优良种源 3 个，其中：产量丰产型优良种源为浙江庆元种源（2 年增产率 173.1%）；多糖丰产型优良种源为浙江磐安种源（多糖含量 36.32%）；皂苷丰产型优良种源为浙江莲都种源（皂苷含量 6.26%）。

根据马齿苋多糖含量指标，浙江丽水 6 个野生种源中筛选出马齿苋优良种源 2 个，分别为 JinY（多糖 4.40%）和 LongQ（多糖 4.42%）。

从丽水种植的 26 批栽培品种中筛选出铁皮石斛优良种源 1 个，为雁荡山种源，其醇溶性浸出物（7.0%）、多糖（53.4%）和甘露糖含量（30.3%）等都较高，在丽水地区种植具有优势。

根据三叶青块根生长因子、叶生长因子、根系生长因子、根系副因子 4 个主成分和黄酮含量指标，从 21 个野生种源中筛选出三叶青优良种源 5 个，分别为重庆綦江（9.78 mg/g）、重庆梁平（10.79mg/g）、广西乐业（13.84mg/g）、广西田林（9.19mg/g）、湖南汝城（9.96mg/g），农艺性状表现良好，块茎中黄酮含量较高。

根据分支数、新梢总长、新梢数、新梢总叶数、坐果数、单果重、果实纵

径、果实横径等指标，从 10 个野生地理种源筛选出毛花猕猴桃优良种源 2 个，分别为 03 号和 06 号，03 号上述指标分别达到 8 条、37.82m、16 条、321 片、35 个、22.3g、5.484cm、2.782cm，为 10 个种源中最优；06 号株系单新梢最多叶数最多，达 39 片，具有分支多、萌蘖能力强、茎干粗壮、坐果多等优点。

　　成功引进杜瓜、薏苡、决明子和菜用型马齿苋等 4 个药材新品种。其中杜瓜引种示范栽培建立在丽水市莲都区老竹镇，面积 50 亩；薏苡（浙薏 2 号）引种示范基地建立在丽水市缙云县新碧镇，面积 50 亩；决明子引种示范基地建立在丽水市景宁县梧桐乡，面积 20 亩；菜用马齿苋引种示范基地建立在丽水市景宁县大地乡，面积 5 亩。

4.3　摸清 3 种野生药材生长习性，创新 7 种高效栽培模式，掌握 10 项关键栽培技术

4.3.1　研究掌握多花黄精、三叶青、毛花猕猴桃生物学特性

　　多花黄精整个生长期 201～240 天，分出苗期、伸长期、开花期、果实期和枯萎期。其中出苗期为 24～38 天，伸长期为 38～45 天（从出土到展叶 10～15 天），开花期 36～47 天，果实期为 116～134 天（结果期 20～40 天），枯萎期为 75～108 天。根据 17 个多花黄精的多糖含量与各种源地近 30 年县气象资料的研究结果表明，优质多花黄精（多糖 30% 以上）生态习性各项因子指标：空气湿度 76.4%～80.6%，年活动积温 4524.9～5173.8℃，年日照时数 1560～1850h，年降水量平均 1296～1588mm，7 月最高温 29.9～31.9℃，1 月最低温 0.6～1.4℃。

　　三叶青的地上及地下部分的生长主要集中在 4～7 月、9 月下旬至 11 月下旬，其他季节处于生长缓慢或休眠状态。可明显分为 5 个阶段：萌芽期（4 月）；快速生长期（4 月下旬至 6 月下旬）；高温缓慢生长期（7 月上旬至 10 月上旬）；秋发期（10 月中旬至 11 月下旬），此阶段主要以地下块茎的生长为主，基本占到全年生长量的 80%；休眠期（11 月下旬至翌年 2 月下旬）三叶青停止生长。

　　毛花猕猴桃主要分布于海拔 150～1600 m，多生长于上层林木较疏半阴半阳的灌木丛中；对土壤要求不甚严格。其分布区的土壤多数为由页岩或砂岩风化、发育而成的红壤和黄壤，土壤质地较疏松，表土层具有较厚的腐殖质土，有机质含量较丰富，pH4.5～5.5；对温度的适应范围较广，一般在年平均气温 9.2～17.4℃，极端最高气温 42.6℃，极端最低气温 -27.4℃ 的条件下都能正常生长发育。

4.3.2　研究创新锥栗-多花黄精等7种生态高效栽培模式

研究创新锥栗-多花黄精、锥栗-石斛-多花黄精、活树-铁皮石斛、吊瓜-浙贝母、油茶-前胡、橘园-三叶青6种林药复合经营生态高效栽培模式和水稻-西红花粮药轮作生态高效栽培模式。以上7种生态高效栽培模式具有栽培生态化、收入高效化、土地节约化的共同优点：①栽培生态化，6种林药复合经营模式充分利用了森林环境和林下空间，植物多样性、层次更加丰富，显著减少雨水对林地表土的直接冲刷，同时以耕代抚的套种模式促进了土壤肥力和林分质量的提高，增强了对病虫的抵抗力；水稻-西红花轮作模式有效解决土壤连作问题，实现持续增收。②收入高效化，7种高效栽培模式投产后，年均新增产值0.2万~2.5万元，是套种（轮作）前的5倍以上，其中：锥栗-多花黄精模式4年年均新增亩产值0.85万元，锥栗-石斛-多花黄精模式年均新增亩产值1.65万元，活树-铁皮石斛模式年均新增亩产值1.87万元，橘园-三叶青模式年均新增亩产值1.6万元；吊瓜-浙贝母模式年新增亩产值1.2万元，西红花-水稻轮作模式年新增产值2.5万元，油茶-前胡模式每亩年新增收益0.25万元。③土地节约化，在同一块土地上同时种植多种经济作物，既不与粮食争地，又节约土地租赁成本。

4.3.3　研究集成生态高效栽培、种苗快繁等10项生产技术

研究形成了以根茎平摆倒种、精准打顶、四年采收为核心的锥栗-多花黄精生态高效栽培，以阔叶树为附主、捆绑种植、两年采收为核心的活树-铁皮石斛生态高效栽培，以集成锥栗-黄精和活树-铁皮石斛复合经营技术为主要内容的上锥栗-下石斛-下黄精生态高效栽培，以高密度种植、高肥分管理、冬种夏收为核心的吊瓜-浙贝母生态高效栽培，以冬季撒播、4月打顶、二年采收为核心的油茶-前胡生态高效栽培，以低海拔种植、三年采收为核心的橘园-三叶青生态高效栽培，以秋天种植、室内越夏、夏秋水稻、次年采收为核心的水稻-西红花生态高效栽培，以挖穴定植、立架栽培、四年采收为核心的毛花猕猴桃生态高效栽培等8项技术，及毛花猕猴桃、三叶青2项基质扦插快繁技术。同时结合生产经验，研究制定并发布了"锥栗林下多花黄精复合经营技术（DB3311/T23—2014）""铁皮石斛活树附生栽培技术规程（DB3311/T22—2014）""三叶青生产技术规程（DB3311/T28—2015）""油茶林下套种前胡复合经营技术规程（DB3311/T —2016）"等6项市级地方标准。

4.3.4　授权专利6项，出版专著2部

发明专利4项：《一种多花黄精根茎平摆倒种栽培方法》（ZL201410835295.4），《一种立面种植孔式三叶青种植方法》（ZLZL201410103590.0），《一种阴地蕨高

效仿野生栽培方法》（ZLZL201410218166.0）等。实用新型专利2项：分别为《铁皮石斛种植盆》（ZL201420530557.1），《一种铁皮石斛活树附生栽培容器》（ZL201420530326.0）。

出版专著2部：《浙南主要中药材生产实用技术》和《西红花、菊米全程标准化操作手册》。

4.4 明确了地产药材质量控制目标，研建了地产药材种检测方法

4.4.1 研究明确了5种地产药材质量控制目标

灵芝子实体、灵芝孢子粉：丽水地产10批灵芝子实体和6批灵芝孢子粉中灵芝多糖远超过国家标准"不少于0.5%"、浙江省标准"不少于0.8%"的要求，且大多数批次重金属含量符合《药用植物及制剂进出口绿色标准》，少数批次灵芝菌盖和灵芝孢子粉柄中镉（Cd）含量超过0.3μg/g的标准。质量控制目标：降低重金属Cd含量。质量控制措施：栽培前加强土壤检测，选择符合标准的土地作为栽培地；种植期间加强灌溉水监测。

铁皮石斛：丽水26批铁皮石斛醇溶性浸出物7.0%~17.6%，水溶性浸出物34.0%~64.9%之间，多糖10.0%~53.4%，甘露糖11.9%~35.7%，全部产品远高于《中国药典》标准，铅（Pb）、镉含量也均低于国家标准，产品质量上乘，但在丽水种植的不同种源的铁皮石斛质量相差较大。质量控制目标：进一步提升产品质量。质量控制措施：精准采收，选择优良品种或种源。

薏苡仁：检测了丽水市主产区缙云县6个村的薏苡仁，缙云薏苡仁甘油三油酸酯含量0.60%~1.25%，且砷（As）、汞（Hg）、铅（Pb）、镉（Cd）、铜（Cu）五种重金属含量远低国家标准，缙云薏苡仁质量上乘；但6个村的薏苡仁质量不平衡，有1个村的薏苡仁甘油三油酸酯0.6%，仅高于国家标准0.1个百分点。质量控制目标：全面同步提升产品质量。质量控制措施：加强标准化种植技能培训，推广应用标准化栽培技术。

厚朴：丽水地产厚朴药材和饮片中 β-桉叶醇含量0.062~0.333mg/mL；厚朴药材中 β-桉叶醇含量明显高于厚朴饮片，概因在饮片炮制过程中对 β-桉叶醇造成了损失；8个不同批次的厚朴质量参差不齐， β-桉叶醇含量相差较大，最高含量为最低含量3倍多。质量控制目标：提升厚朴饮片质量。质量控制措施：把握剥皮年限，采用道地炮制法，实行干燥贮藏。

4.4.2 研究建立了3种地产药材功效成分检测或提取方法

研究建立了可用于药材质量控制的畲药地稔指标性成分没食子酸和槲皮素薄层色谱鉴别方法，厚朴 β-桉叶醇毛细管气相色谱法测定方法，畲药柳叶蜡

梅中总香豆素类化合物的超声辅助提取工艺和液液萃取纯化技术，浙西南地产中药材灵芝三萜类成分指纹图谱；首次明确了畲药地稔质量控制功效成分含量：没食子酸含量为 0.85~0.92mg/g、槲皮素含量为 0.24~0.33mg/g。

5 实施效果

5.1 促进了浙西南中药材产业健康有序发展

项目实施以来，引起了当地政府部门对林源药材资源保护的重视，2017年1月3日总投资10多个亿的国家级药用植物园"华东药用植物园"在丽水正式开工；选育的益母草优良品种"浙益1号"、多花黄精和三叶青优良种源在浙江丽水、金华、龙游、天台、淳安等地得到推广应用；多花黄精和三叶青被列入浙江省重要药材和浙江省"十三五"育种专项、丽水市农业新品种专项；研发的黄精酒和食凉茶分别在浙江景宁县和松阳县企业转化；三叶青扦插快繁技术和水稻-西红花轮作模式在遂昌县广泛应用推广；遂昌县把三叶青作为中药材主栽品种、云和县把多花黄精作为中药材主栽品种重点发展，并出台500~800元/亩的补助政策。

5.2 推进了浙西南新兴产业林下经济发展壮大

研究提出的7种生态高效栽培模式，其中林下套种多花黄精、林下套种铁皮石斛、林下套种三叶青模式被浙江省列入"林下经济十大典型模式"和浙江省"一亩山，万元钱"三年行动计划重点专项。丽水是浙江省林业厅与丽水市政府共同签署决定建设的浙江省林下经济主要发展区域。项目实施以来，浙西南林药复合经营从无到有，从小到大，发展迅速。其中锥栗-多花黄精、果园-三叶青、活树-铁皮石斛等模式重点在浙江丽水推广应用后，又丰富了毛竹林下、油茶林下、杉木林下、板栗林下、香榧基地等多种复合经营模式。目前，丽水市林药复合经营面积已发展到2000多亩。

5.3 拓宽了浙西南农民在家乡就业和增收的渠道

采取举办技术培训班、建立示范基地等多种形式，在浙江省丽水、龙游、淳安等地推广生态高效栽培技术，建立高效栽培示范基地2000多亩。预计投产后锥栗-多花黄精新增亩产值0.85万，锥栗-石斛-多花黄精年新增产值1.65万，活树-铁皮石斛年新增产值1.87万，橘园-三叶青年新增产值1.6万元；吊瓜-浙贝母年新增产值1.2万，西红花-水稻年新增产值2.5万，油茶-前胡年新增产值0.25万元。其中"锥栗林下套种多花黄精示范基地"于2015年被认定为国家林下经济示范基地。近三年，累计推广应用面积1.48万亩次，年新增产值1.15亿元，林农增收6050万元，纯收入3499万元，每年带动农民就业约1600人，取得了显著的经济、社会和生态效益。

第二篇　项目工作报告

1 立项背景和任务来源

1.1 立项背景

1.1.1 中药材资源保护与优良品种选育非常迫切

中药材产业是浙江省 10 大农业主导产业之一。丽水市是浙江省"天然药园",野生药用植物资源非常丰富。但近年来,由于对野生药用资源开发利用不够,缺乏人工种植,社会上随意采挖野生药用植物资源非常普遍,造成一些野生药材品种如铁皮石斛、铁线莲、多花黄精、三叶青、七叶一枝花、八角莲等正在迅速减少或逐步消失。同时,由于缺乏对中药材种质资源的收集、整理和评价,致使丽水市部分道地药材品质退化。因此,加强三叶青、多花黄精、益母草、毛花猕猴桃等丽水传统药材、特色药材的收集保护和优良品种选育,引进推广浙薏 1 号等优良新品种,对丽水中药材产业健康发展具有重大意义。

1.1.2 生态高效栽培模式与技术研究非常迫切

传统的种植模式技术规范化程度不高、技术含量低、土地综合利用率不高、土地连作障碍严重,导致药材产量和质量都偏低,药农增收速度不快。因此,研究推广药材种植新模式、新技术,提高地产药材产量质量,增强药材种植户的生产积极性,是丽水市中药材产业面临的一个迫切需要解决的问题。林下经济作为一项新兴产业,得到了政府和社会的广泛重视和认可。丽水市为全省重点林区,生态环境优良,大量闲置的林下空间未得到合理利用。因此,如何选择适宜的药材品种和林分、实行林药复合经营,提高林地综合利用率和药材品质;如何在农田上开展粮药轮作模式与技术的研究推广,减少土地连作障碍,提高药农经济收入,是本项目需要重点研究解决的技术难题。

1.1.3 丽水市产地优势药材质量控制非常迫切

丽水是中国厚朴之乡、中国灵芝之乡,全市厚朴面积近 20 万亩、灵芝 1500 多亩、铁皮石斛 3000 亩、薏苡 5000 亩,是丽水的主要药材品种;柳叶蜡梅(食凉茶)和地稔是景宁畲族自治县主要民间中草药品种。上述药材质量缺乏全面评价,作为产地药材质量控制目标不明;《中国药典》中,灵芝孢子粉未收录,厚朴 β-桉叶醇、灵芝三萜指标性成分检测方法未明确,地稔《中国药典》未收载,指标性成分及其检测方法不明,质控标准缺乏专属性。急需通过对 5 种丽水地产优势中药材进行质量评价和专属性指标成分研究,明确药材质量控制标准，为培育优质中药材提供技术支撑。

综上所述，开展浙西南林源药材种质优选与生态高效栽培利用技术研究，对提高土地综合利用率、中药材规范化种植水平、药材产量质量及种植户经济收入具有重大的现实意义。

1.2　任务来源

本项目来源于丽水市首批 12 个丽水市重点科技创新团队项目的"丽水市中药材科技创新团队项目（2012CXTD11）"。团队项目以科技创新团队的形式共同组织实施，丽水市林业科学研究院为团队牵头单位，刘跃钧为团队带头人，丽水市农业科学研究院、丽水市食品药品检验所分别为团队成员单位。具体分为 3 个子课题，其中"中药材种质资源收集与林药复合经营模式研究与示范"由丽水市林业科学研究院承担，"中药材资源收集与农-药高效轮套种耕作制度研究与示范"由丽水市农业科学研究院承担，"丽水各类地产药材的质量研究"由丽水市食品药品检验所承担。项目总投资 45 万元；实施期限 3 年，从 2013 年 1 月至 2015 年 12 月。项目统一验收、成果统一鉴定。

2　主要研究内容

2.1　浙西南林源药材种质资源收集保存

开展浙西南特色林源药材三叶青、黄精、益母草、毛花猕猴桃、地稔、七叶一枝花、天南星、铁线莲、八角莲、白及等阴生类药材的收集和保存。同时对重点研究的多花黄精、三叶青、毛花猕猴桃、益母草等中药材进行种源或品种的收集保存。其中：三叶青收集保存浙江、江西、广西、湖北、湖南、福建、重庆等全国各地的地理种源；多花黄精收集保存浙江省各地的种源；益母草收集保存浙江省各地区及湖北孝感、江西修水、河南开封等地的种源；马齿苋收集保存丽水地区不同种源的野生马齿苋和栽培品种马齿苋，园林绿化用的大花马齿苋；毛花猕猴桃收集保存浙西南地区野生种质资源为主。

2.2　浙西南 5 种林源药材优良种质选育

对多花黄精、益母草、马齿苋、三叶青、毛花猕猴桃等林源药材进行植物学特性观察、有效成分含量和产量测定分析与评价，筛选优良种质或选育新品种。①多花黄精以多糖含量和 2~3 年生地下茎产量为评价指标，从收集到的

17 个地理种源中筛选出适合丽水地区栽培的综合型（产量多糖兼优）优良种质、产量丰产型优良种质、多糖丰产型优良种质。②益母草在前期获得优良株系的基础上，开展适应性、产量丰产性能、遗传稳定性及水苏碱和益母草碱含量等综合考评，选育出优良新品种。③马齿苋以不同种源全草产量、多糖含量为评价指标，筛选出优良种质。④三叶青农艺性状主要以种质叶长、叶宽、茎粗与根数为评价指标，筛选出叶片较大、茎粗壮、苗较高，根系发达，生长势良好，块根性状表现良好的三叶青优良种源。⑤毛花猕猴桃以株系分支数、新梢总长、新梢数、新梢总叶数、坐果数、单果重、果实纵径、果实横径为评价指标，筛选出毛花猕猴桃优良种质。⑥中药材新品种引进试验。基于丽水市中药材产业发展需求，在实地考察、前期试种的基础上，引进决明子、浙薏 2 号、杜瓜、茎直立型马齿苋等适栽药材新品种 2~3 个。

2.3　生态高效栽培模式与技术研究

①生态高效栽培模式研究。根据植物生态学习性，开展锥栗-多花黄精、活树-铁皮石斛、新造油茶-前胡、吊瓜-浙贝母、果园-三叶青等复合经营和水稻-西红花轮作等高效栽培模式研究。②生态高效栽培技术集成。根据已掌握的森林培育技术、中药材栽培技术、水稻种植技术等研究成果，研究集成锥栗林下多花黄精标准化高效栽培技术、活树附生铁皮石斛高效栽培技术、新造油茶基地套种前胡技术、吊瓜浙贝母复合经营高效栽培技术、果园三叶青复合经营高效栽培技术、水稻西红花高效轮作技术、毛花猕猴桃高产优质栽培技术等。③生态高效栽培技术标准制定。对具有一定规模的经营模式，根据研究成果和生产经验，研究制定并发布市级地方标准技术规程。

2.4　生态高效栽培模式技术示范与推广

结合当地生产与市场需求，与丽水市林农部门、中药材专业合作社等开展合作，开展中药材栽培新模式技术的示范推广。

2.5　浙西南地产主要中药材品种质量评价

以丽水市主要生产单位为主，收集厚朴、薏苡、铁皮石斛、灵芝子实体、灵芝孢子粉 5 种地产中药材，从有效成分含量、重金属含量、有机氯农药残留量分析评价药材质量，研究建立灵芝三萜类指纹图谱，为提升地产药材标准化栽培水平和地产中药材质量提供关键技术支撑。

3　项目组织实施情况

3.1　项目分工负责

项目实施期限为 3 年，即 2012 年 3 月至 2015 年 12 月。为了顺利完成团队项目各项任务，团队共建单位进行了合理的分工，将研究主要内容分为 3 个子课题，分别由 3 个团队共建成员单位承担实施。

子课题一："中药材种质资源收集与林药复合经营模式研究与示范"，由丽水市林业科学研究院承担。一是明确课题研究内容。共四个方面：种源的收集和保存；优良种源的评价与筛选；人工栽培关键技术的研究制定；人工栽培示范基地的建立。二是按计划分步实施。第一年（2013 年 12 月前），完成黄精、白及、八角莲、山蜡梅等种源收集和保存；开展多花黄精生物学特性观察；开展不同栽培模式的试种。第二年（2014 年 12 月前），完成益母草、马齿苋等种源收集和保存；开展不同种源黄精产量的对比；开展益母草等区域试验及小区评比试验；开展马齿苋生物学特性观察；开展黄精组培苗培育技术的研究。第三年（2015 年 12 月前），初步建立黄精组培苗生产技术和完成栽培技术规程的制定；开展不同种源的多糖测定与比较；初步完成优良种源筛选；完成益母草等区域试验，整理材料并进行益母草良种"浙益 1 号"审定；黄精人工栽培示范基地的建立，为下一步良种的推广应用打下基础。全面完成示范基地建设，示范推广，完成项目材料整理，准备验收。

子课题二："中药材资源收集与农–药高效轮套种耕作制度研究与示范"，由丽水市农业科学研究院承担。一是明确课题研究内容。开展丽水特色药材三叶青、毛花猕猴桃、地稔等资源收集和保存；对资源进行植物学特性观测和化学成分测定、分析评价，筛选优良种质；引进米仁、前胡等适栽药材品种 2~3 个；开展果园套种三叶青、金银花套种前胡、水稻–西红花轮作等栽培技术研究；适栽药材品种和栽培技术示范推广。二是按计划分步实施。第一年（2013 年 12 月前），完成三叶青、毛花猕猴桃、柳叶蜡梅等种源收集和保存；开展三叶青生物学特性观察；开展不同栽培模式的试种。第二年（2014 年 12 月前），完成地稔、红豆杉、七叶一枝花、八角金莲、西红花等种源收集和保存；开展不同种源三叶青、毛花猕猴桃生物特性、农艺性状等试验研究；引进杜瓜、薏苡（浙薏 2 号）、决明子新品种；开展轮作栽培试验。第三年（2015 年 12 月前），初步完成优良种源筛选；制定果园套种三叶青标准化生产技术规程、西红花-水稻轮作标准化生产技术规程；全面完成薏苡、杜瓜等人工栽培示范基地的建立，为下一步良种的推广应用打下基础；完成项目材料整理，准备验收。

子课题三："丽水各类地产药材的质量研究"，由丽水市食品药品检验所承担。一是明确课题研究内容。对丽水市各类地产中药材的指标性或活性成分、重金属含量、有机氯农药残留量进行测定，重点选取 1~2 种药材进行指纹图谱的研究，通过课题研究对地产中药材的质量及安全性做出分析，进一步完善其质量标准，加强质量控制。二是进一步明确职责。由李水福主任中药师负责课题研究的全面工作，副主任中药师范蕾具体负责研究工作的过程性管理、研究工作的推进。陈张金、毛菊华负责查找相关文献资料，李水福、余华丽负责样品的采集和前处理，分别在 8 月、9 月赴龙泉、庆元灵芝种植基地收集灵芝样品；多次赴松阳、龙泉、庆元、青田、遂昌等地铁皮石斛基地收集样品。范蕾、余华丽、余乐、陈张金、王伟影、刘敏分别负责分阶段开展各个项目的检测及研究，范蕾主要负责灵芝、薏苡仁的质量研究，余华丽、范蕾负责铁皮石斛的各项指标测定，陈张金负责厚朴的挥发油成分提取与研究，王伟影负责食凉茶的质量研究，刘敏负责地稔的质量研究，毛菊华负责材料的汇编，课题经费的使用安排等。

3.2　明确技术路线

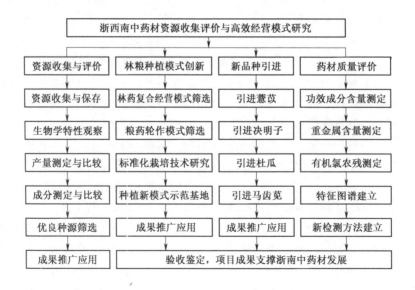

3.3　加强交流与合作

团队成员主动参加到浙江省中药育种协作组，积极参与中药材育种工作，承担相关研究课题。积极参与建设浙江省丽水市中药产业区域科技创新服务平台，分别牵头负责中药材种质资源研究中心、中药材 GAP 研究中心及中药材质量安全及中药饮片研究中心的科研推广任务。浙江省丽水市林业科学研究院与中国医科院药用植物所共建华东药用植物园，与浙江农林大学共建研究生工作站、与中南林业科技大学共建研究生工作站等。

4　主要研究成果

项目实施以来，各单位各司其职、紧密合作，取得丰硕的研究成果。共收集保存药材种质资源 680 余份，引进药材新品种 4 个，选育出优良品种 1 个，筛选出优良种质 12 个，研究集成林（粮）药种植新模式 6 种，制定发布市级地方标准 6 项，首次建立了丽产灵芝三萜类特征图谱，首次明确了畲药地稔指标性成分没食子酸和槲皮素的检测方法；建立国家林下经济示范基地 1 个，推广应用 2000 余亩；授权发明专利 2 项，实用新型 2 项；发表论文 14 篇；培养人才 13 人。

4.1　收集保存中药材种质资源 37 种 147 种源 680 余份

总共收集保存黄精、益母草、鱼腥草、山蜡梅、金银花、白及、八角莲、铁线莲、西红花、决明子、菊米等浙南道地药材或主产药材种质资源 37 种 147 个种源 680 余份中药材种质资源。①保存于浙江省丽水市林业科学研究院地种质资源圃 25 种 76 个种源 520 多份。其中：浙江省及周边地区多花黄精种源 17 个，浙江及周边地区益母草种源 21 个，野生马兰种源 10 个，丽水市缙云、龙泉、青田、云和、莲都、松阳种源 6 个，金银花种源野生 4 个。②保存于丽水市农科院中药材种质资源圃 12 种 71 个种源 161 份。其中：薏苡仁 50 份，三叶青 24 份，柳叶蜡梅 16 份，毛花猕猴桃 18 份，黄精 11 份，地稔 6 份，其他包括红豆杉、七叶一枝花、三七、八角莲、西红花、决明子、菊米、莲子、铁皮石斛等药材种质资源。

4.2 筛选出优良品种、种源、株系共 14 个

4.2.1 选育益母草农作物新品种"浙益 1 号" 1 个

以收集的不同种源益母草为基础，联合浙江省中药研究所有限公司等单位，由河南灵宝野生种质资源经驯化后系统选育而成益母草系"浙益 1 号"申报浙江非主要农作物品种良种审定，并已通过浙江省审定委员会办公室组织的中药材专家组现场考察及审定。"浙益 1 号"，两年三茬平均亩产鲜益母草 1343.8kg，比对照增产 14.3%。全生育期约 330 天，较对照长 35 天。株高 190~200cm，株径 1.0~1.2cm，呈方柱形。当年生植株呈基生状，茎极短、株高 40~1250cm，分枝数 1.5 个，叶片数 12~16 张；基生叶圆心形，5~9 浅裂，每裂片有 2~3 钝齿，叶色墨绿。益母草中水苏碱含量 3.12%，益母草碱含量 0.228%。

4.2.2 筛选出多花黄精优良种源 3 个

项目开展了"不同地理种源多花黄精评价及优良种源筛选"的研究，分别对 17 个不同种源的产量、多糖、皂苷进行比较分析，结果表明：①不同种源的多花黄精在产量上具有明显差异，17 个不同种源多花黄精种植 2 年的增产幅度为 90.7%~173.1%，总体平均增产率 124.58%，比种植一年的增产率提高了 82.0%，同种植 2 年的黄精和滇黄精相比，分别高出 38.1% 和 22.5%。②多花黄精 17 个不同种源的多糖含量范围在 9.70%~36.32% 之间，多糖含量平均值 22.21%，各种源之间多糖含量具有显著和极显著差异。③多花黄精 17 种源皂苷含量的范围为 2.40%~6.26% 之间，皂苷含量平均值 3.77%，各种源之间皂苷含量具有显著和极显著差异。④筛选出野生多花黄精优良种源 3 个。产量丰产型优良种源 1 个，为浙江庆元种源（2 年增产率 173.1%）；多糖丰产型优良种源 1 个，为浙江磐安种源（多糖含量 36.32%）；皂苷丰产型优良种源 1 个，为浙江莲都种源（皂苷含量 6.26%）。

4.2.3 筛选出马齿苋优良种源 2 个

马齿苋也叫长命草，生命力顽强，产量高，项目开展了"浙江丽水不同产地马齿苋多糖含量测定与比较"的研究，结果表明，丽水不同产地马齿苋多糖含量大致可以分为三类，分别为缙云和龙泉一类、青田和云和一类、莲都和松阳一类，每类之间都有显著性差异，其中以缙云和龙泉一类含量最高。筛选出优良种源 2 个，分别为 JinY（多糖 4.40%）和 LongQ（多糖 4.42%）。

4.2.4 筛选出三叶青优良种源 6 个

项目开展了"不同种源三叶青农艺性状研究"，对全国 21 份三叶青野生

种质资源进行了生物学特性、农艺性状考察和主成分分析，结果表明：①全国主分布区野生三叶青表现出较丰富的遗传多样性，除根数性状外，不同种源三叶青主要农艺性状存在极显著差异（$P<0.01$）。其中，重庆梁平种质叶长、叶宽、茎粗与根数指标均最高，分别为6.37cm、3.41cm、2.83mm与14.0根；重庆綦江种质块根农艺性状指标最高，块根纵径、横径与单重分别为4.47cm、2.64cm与17.33g；湖北咸丰种质根最长，平均达4.60cm，浙江黄岩种质叶最狭长，叶长宽比达2.79；浙江三叶青种质叶长、叶宽、茎粗与块根性状均最小，浙江遂昌种质叶长仅为3.06cm，浙江黄岩种质叶宽与茎粗仅为1.51cm与1.25mm，浙江景宁种质块根纵径与横径仅为1.67cm与0.87cm，浙江庆元种质块根单重仅为1.23g。②根据块根生长因子、叶生长因子、根系生长因子、根系副因子4个主成分（在9个农艺性状中贡献率达90.6%），从21个种源中初筛出6个优良种源，分别为重庆綦江种源、广西乐业种源、广西田林种源、重庆梁平种源、湖南汝城种源、广西天峨种源，表现出叶片较大、茎粗壮、苗较高、根系发达、生长势良好、块根性状良好等特点。

4.2.5　筛选毛花猕猴桃优良株系1个

研究表明，毛花猕猴桃不同株系间农艺性状存在较大差异。根据分支数、新梢总长、新梢数、新梢总叶数、坐果数、单果重、果实纵径、果实横径数值，综合评价浙西南10个野生毛花猕猴桃种源，筛选出03号株系为优良种源，分别达到8条、37.82m、16条、321片、35个、22.3g、5.484cm、2.782cm，为10个种源中最优。

4.2.6　成功引进药材新品种4个

共引进药材新品种4个，分别为杜瓜、薏苡（浙薏2号）、决明子和菜用型马齿苋，成功引进后建立示范基地，其中：杜瓜示范栽培于莲都区老竹镇，技术指导种植面积为50亩；薏苡（浙薏2号）示范栽培于缙云县新碧镇，面积为50亩；决明子示范栽培于景宁县梧桐乡，核心示范基地栽培20亩；菜用马齿苋示范栽培于景宁县大地乡，技术指导种植面积为5亩。

4.3　研究集成7种生态高效栽培模式与技术

4.3.1　锥栗-多花黄精生态高效栽培模式

锥栗林套种多花黄精，是以增产增收和提高林地利用率为目的，利用锥栗林良好的土壤、水、空气、林荫等森林环境条件，在锥栗林下生态化、规范化种植多花黄精的林药复合经营模式。①研究掌握了多花黄精栽培遮阴和快速生根技术。研究表明，不同遮阴条件下光照强度、土层温度、黄精生长特性、移栽成活率与农艺性状均存在差异，其中茎粗、叶长、叶宽与叶长宽比存在显著（$P<0.05$）或极显著差异（$P<0.01$），供试黄精平均移栽成活率达 80.3%，大田栽培黄精在 3 月中旬至 9 月采取市售 50% 二层遮阴网处理可促进黄精生长，改善农艺性状指标，提高移栽成活率；同时研究了不同生根剂浓度、不同激素配比浓度对黄精生长发育的影响。结果表明，春季大田栽培黄精采取生根剂处理块根能促进黄精生长发育，提高移栽成活率，改善地上部分农艺性状，不同浓度处理组中以 6g/L 处理效果最好。②研究集成了"锥栗多花黄精生态高效标准化栽培技术"，研究制定发布了地市级地方标准技术规范"锥栗多花黄精复合经营技术"（DB3311/T23—2014），研究成果"一种多花黄精根茎平摆倒种栽培方法"获得发明专利授权。③建立国家林下经济示范基地 1 个。该栽培模式主要优点：一是栽培生态化，套种土地利用率在 40% 左右，不影响锥栗林管理，反而由于套种多花黄精后，实行冬季清园、林分整枝、施基肥等措施，来年锥栗林病害减轻，林地物种增加，同时多花黄精喜冬暖夏凉与锥栗冬季落叶，春季长叶刚好形成生态习性上的互补，林分更加生态健康。二是收入高效化，锥栗产量显著提高、林地综合效益显著增加，套种后第二锥栗产量 62.5kg/亩、第三年亩产量 76kg/亩，分别比套种前 34.5kg/亩提高 81.2% 和 120.3%，第三年锥栗年产值达到 1000 元左右；1 亩锥栗林套种多花黄精 3000 株（用种量 150kg），种植 3～4 年采收，可产干黄精 300～500kg，按目前 60 元/kg 计算，新增产值约 1.8 万～3.0 万元/亩，年新增 0.6 万～0.75 万元/亩，年均综合经济效益可达 0.75～0.85 元/亩，是套种前的 16.7～19.0 倍。该模式于 2015 年列入浙江省"一亩山，万元钱"十大典型模式，建立的庆元县锥栗—多花黄精复合经营示范基地被认定为 2014～2015 年度全国林下经济示范基地。三是土地节约化，不与粮食争地。

4.3.2　上锥栗-中石斛-下黄精生态高效栽培模式

该模式是在锥栗-多花黄精复合经营模式的基础上，再套种铁皮石斛，是一种三元复合经营模式，也是一种落叶果树与中药材立体复合经营的高效栽培模式。主要优点：一是栽培生态化，立体式套种后锥栗林分接近自然群落，物种更加丰富，生态环境显著提升，森林空间和林地综合利用率更高；二是收入高效化，锥栗年年采收，铁皮石斛第二年采收，多花黄精 3～4 年采收，全部投产后林地年均综合效益达到 1.55 万～1.65 万元/亩，比"锥栗—多花黄精"模式增加铁皮石斛 8～10kg、经济效益 0.8 万元，由于是一种近自然生态化栽培，铁皮石斛鲜条短而粗壮、质量更佳；三是土地节约化，在同一块林地上种植 3 种经济作物，不与粮食争地，比清耕节约土地成本 66.7%，比二元复合经营模式节约土地成本 16.7%。

4.3.3 活树-铁皮石斛生态高效栽培模式

铁皮石斛活树附生栽培技术是以主干明显、自然生长的树木作为载体，铁皮石斛附生于树干上，利用其枝叶适当遮阴效果，形成有利于铁皮石斛生长环境的一种生态高效种植模式。研究集成了活树附生铁皮石斛高效栽培技术，制定发布了地市级地方标准技术规范"铁皮石斛活树附生栽培技术规程"（DB3311/T22—2014），研究成果"铁皮石斛种植盆"（ZL201420530557.1）和"一种铁皮石斛活树附生栽培容器"（ZL201420530326.0）分别获得实用新型专利授权。该栽培模式主要优点：一是栽培生态化，把铁皮石斛直接捆在树干上，不利用土壤，也不利用基质，只是利用了良好的森林环境、空间和树干，无需喷农药，加强水分养分管理就行，是一种近自然高效栽培；二是收入高效化，近自然栽培的铁皮石斛比大棚栽培的质量好、价格高，1 亩公益林100 株活树附生栽培铁皮石斛5000 丛，种植后第 2 年采收，采收期6 年，每年可产 23～30kg/亩，按目前市场价 800 元/kg 计算，年亩产值1.87 万～2.4 万元，研究提出的"林下活树附生栽培铁皮石斛"经营模式，已列入浙江省十大林下经济"一亩山，万元钱"典型模式；三是土地节约化，不与粮食争地，节约农田。

4.3.4 吊瓜-浙贝母生态高效栽培模式

丽水全市吊瓜地有近 3000 亩，一直是单元经营模式，土地利用率不高，经济收入比较低。吊瓜-浙贝母生态高效栽培模式主要优点：一是栽培生态化，浙贝母在 10～12 月种植，这时吊瓜基本落叶，吊瓜地冬闲，套种基地由于套种浙贝前实行了全面整地、施基肥、除草等田间管理措施，来年吊瓜生长更加健壮、抗病能力显著增强，浙贝母在新栽培地种植病害基本没有，因此，吊瓜—浙贝母复合经营基地用药次数明显减少，同时浙贝母喜冬暖夏凉与吊瓜冬季落叶，春季长叶刚好形成生态习性上的互补，栽培环境更加美观、生态和健康。二是收入高效化，亩综合效益达到 1.9 万～2.0 万元，其中吊瓜产量提高 30%以上，经济效益增加 300 元左右；浙贝母按每平方米用种量 0.75kg 计算，鳞茎直茎2cm，行株距15cm 左右，收获时浙贝母产量一年增殖率为原种的2.5～3.0 倍以上，种植一年浙贝母产量可达 600kg 以上，按目前药材市场价每千克 30 元计算，新增产值 1.8 万元，除去种苗费、化肥农药费、采收雇工费，亩净增经济效益 5000 元以上。三是土地节约化，提高了农田的综合利用率，节约土地成本 500～600 元/亩。

4.3.5 橘园-三叶青生态高效栽培模式

①研究掌握了三叶青扦插育苗关键技术。研究表明，不同浓度 6-BA 和 IAA 处理三叶青扦插成苗率存在差异，其中以处理 5 ［6-BA 和 IAA 混合溶液 （V：V 为 2：1）2500mg/kg］扦插成活率最高，达到了 46%；不同浓度生根剂处理三叶青扦插成苗率存在差异，以 16% 和 20% 的处理扦插成活率最高，达到了 42%。高浓度 6-BA+IAA（2：1）有利于三叶青扦插生根成苗，低浓度处理能促进新梢生长和茎秆增粗，不同浓度的处理能有效增加扦插苗的根数。②研究集成了橘园三叶青复合经营高效栽培技术，核心技术为 300~800m 以下低海拔种植技术，同时借鉴了橘园试验成果和多年林下生产经验，制定发布了适用于大田和林下栽培的地市级地方标准技术规范"三叶青生产技术规程"（DB3311/T53—2015）。③成功建立橘园三叶青高效栽培示范基地 2 个，面积 150 亩，预计投产后每亩可产三叶青 200kg 以上，以 500 元/kg 计，每亩新增产值 10 万元以上，经济效益非常显著。丽水市现有柑橘 50 万亩、成林油茶 60 万亩，目前绝大部分处于清种模式，干水果产量不高，短期收入较低，推广果园-三叶青生态高效栽培技术具有广阔的前景。④橘园-三叶青生态高效栽培模式主要优点：一是栽培生态化，三叶青学名三叶崖爬藤，别名金线吊葫芦，为耐阴藤本植物，在橘园边坡套种三叶青可有效减少雨水对泥土的冲刷；二是收入高效化，据测算，果园-三叶青高效栽培模式，每亩可产三叶青 200kg 以上，每亩新增产值 10 万元以上，每亩年新产值 1.6 万元以上，比未套种三叶青前增加 7 倍，经济效益显著，该模式于 2015 年列入浙江省"一亩山，万元钱"林下经济十大典型模式之一；三是土地节约化，不与粮食争地。

4.3.6 西红花-水稻生态高效栽培模式

①从西红花种植基地选址、种植季节、室内越夏、开花培育、采收加工和水稻品种选择、种植季节、田间管理技术等方面，研究集成了西红花-水稻轮作高效栽培技术。②建立了西红花-水稻生态高效栽培示范基地，面积 500 亩，年均亩产西红花花丝 600g 以上，以市场价格 50 元/g 计，年新增产值 3 万元以上。③西红花-水稻生态高效栽培模式主要优点：一是栽培生态化，连作土地会造成西红花病害加重、西红花球茎产量降低，直接影响红花培育和经济效益，但通过与水稻轮作后，有效地克服了西红花连作障碍问题，西红花病害轻，球茎增殖明显，红花产量较高且稳定，经济效益显著；二是收入高效化，西红花-水稻轮作模式，预期投产后年产西红花花丝 600g 以上，年新增产值可达 3 万元以上；三是土地节药化，西红花田间种植季节在 10 月至翌年 5 月，水稻种植季节在翌年 5~9 月，没有实行轮作前，水稻收割完毕后，农田一直

处于冬闲状态，土地利用率不高，土地资源浪费严重，实行西红花轮作后，农田得到了合理科学的高效利用。

4.3.7 油茶－前胡生态高效栽培模式

新造油茶基地种植后前4~5年不但没有经济收入，而且还要为土壤改良、苗木培育而不断的投入，短期经济效益差；前胡耐旱、病虫害少，2年采收，在新造油茶基地套种具有较好的短期经济效益。该模式研究取得了以下科研成果：①研究集成了新造油茶地套种前胡技术，制定发布了地市级技术标准规范"油茶林下套种前胡复合经营技术规程"（DB3311/T28—2016）；②在青田县樟旦乡、遂昌县金竹镇、龙泉市安仁镇等建立新造油茶基地套种前胡等中药材基地1200亩，每亩年增收0.2万~0.41万元；③油茶－前胡生态高效栽培模式主要优点：一是栽培生态化，浙西南新造油茶基地绝大部分为整地的土地，肥力差，保水保肥功能差，因此套种前期可以实行以种代耕，对促进新造油茶基地土壤熟化、提高土壤的保水保肥性能、减少水土流失具有有益的作用；二是收入高效化，新造油茶基地套种前胡具有较好的短期经济效益，年新增产值0.2万~0.41万元/亩，年新增利润每亩0.1万~0.18万元，解决了基地投产前入不敷出的问题；三是土地节约化，不与粮食争地。

4.3.8 研究集成了毛花猕猴桃高产优质栽培技术

（1）研究确定了毛花猕猴桃扦插成活最佳方法。苗床选择细沙：蛭石：珍珠岩为1：1：3比例混合基质，基质厚度35cm，要求排水好，透气，基质在扦插前用50%多菌灵500倍液浸泡消毒。根据生根粉浓度，共设计5个试验组，分别为A：不处理；B：CK水；C：3g/kg；D：6g/kg；E：9g/kg，各试验组共扦插20株。生根粉浸泡时间为5min，扦插后管理为自动控制喷水，早中晚各喷水一次，每次1min，以基质不干为原则。研究表明，不同生根粉浓度条件下，毛花猕猴桃生根情况存在较大差异。毛花猕猴桃扦插时，苗床选择细沙：蛭石：珍珠岩为1：1：3比例混合基质，基质厚度为35cm，生根粉浸泡时间为5min，生根粉浓度显著影响生根效果，以浓度为6g/kg时扦插效果最好，形成愈伤组织与生根最早（12天，20天），生根率最高，达到95%，单株平均根数、单株最多根数与最长根长数值也最高，分别达到68.3根、102根、10.92cm。

（2）研究集成了毛花猕猴桃山地高产生态高效栽培技术。毛花猕猴桃干燥根为道地畲药白山毛桃根，具有抗肿瘤、抗氧化、降酶保肝、免疫调节、解热镇痛等作用。近年来用量逐年加大。本文在收集野生种质资源与生境调查的基础上，在选址原则和空气、水、土壤等环境要求，种苗繁育、栽植时间、栽植密度和方式、栽后管理、病虫害防治、采收、包装、贮藏与运输等方面优化集成毛花猕猴桃山地生态高效栽培技术。

4.4　生态高效栽培模式与技术成果转化推广

建立国家林下经济示范基地 1 个，推广应用 2000 余亩。建立国家林下经济示范基地 "锥栗林下套种多花黄精" 等示范基地 4 个，推广应用 2000 余亩，经济社会生态效益显著。其中：锥栗林下套种多花黄精示范基地 2015 年被评为国家林下经济示范基地，该基地位于庆元县屏都镇，面积 500 余亩，亩可产干黄精 340~680kg，按目前 50 元/kg 计算，新增产值约 1.7 万~3.4 万元，合计增产 850 万元以上，经济效益显著；新造油茶基地套种前胡等中药材基地 1200 亩，位于青田县樟旦乡、遂昌县金竹镇、龙泉市安仁镇等，每亩年增收益 0.2 万~0.41 万元；西红花基地位于遂昌县，面积 500 亩，每亩投产后每年可产西红花花丝 600g 以上，以市场价 50 元/g 计，年新增产值可达 3 万元以上；三叶青基地 2 个，位于莲都区与遂昌县，分别为 100 亩与 50 亩，投产后每亩可产三叶青 200kg 以上，以市场价 500 元/kg 计，预期每亩新增产值 10 万元以上，经济效益显著。

4.5　研究评价了浙西南 5 种地产中药材质量

4.5.1　灵芝活性成分和 4 种重金属含量分析与评价

对丽水地产 10 批灵芝子实体和 6 批灵芝孢子粉进行了中灵芝烯酸 D、多糖及重金属元素的测定与评价。研究结果显示：①灵芝多糖以丽水市龙泉产灵芝孢子粉含量较高。试验中灵芝多糖采用蒽铜－硫酸比色法测定。结果显示，灵芝子实体的多糖含量均达到《中国药典》2010 年版 "不低于 0.5%" 的标准要求，灵芝孢子粉也达到《浙江省食品药品监督管理局关于修订灵芝孢子粉炮制规范的通知》（浙食药监注〔2014〕20 号文件）的要求，远超过 "不得少于 0.80%" 的限度要求。②产粉型灵芝中灵芝烯酸 D 含量明显高于灵芝酸 B 和灵芝酸 C_2。对丽产 14 批灵芝子实体中灵芝烯酸 D、灵芝酸 B、灵芝酸 C_2 的含量进行测定，结果显示，3 种成分以灵芝烯酸 D 含量最高，含量范围在 0.26~3.09mg/g 之间。灵芝酸 B、灵芝酸 C_2 含量相当，含量范围在 0.2~0.6mg/g 之间，不产粉型灵芝中上述 3 种成分含量差异性不大，产粉型灵芝中灵芝烯酸 D 含量明显高于灵芝酸 B 和灵芝酸 C_2。③建立了灵芝孢子粉中 4 种重金属含量测定方法。利用原子荧光光谱法、原子吸收分光光度法分别测定丽水地产 20 批灵芝孢子粉中 As、Hg 及 Pb、Cd 的含量，结果表明，丽水地产灵芝孢子粉中含 As、Hg、Pb、Cd 最高值，分别为 0.342mg/kg、0.043mg/kg、10.495mg/kg、0.649mg/kg，为灵芝孢子粉中 As、Hg、Pb、Cd 的含量测定提供了可靠的检测方法，为其质量标准的制定提供了科学依据。④灵芝子实体菌柄中 Pb、Cd 含量均明显高于菌盖。根据《药用植物及制剂进出口绿色标准》，菌柄中 Pb 含量均超过 5.0μg/g 标准，灵芝盖 Cd 含量均超过 0.3μg/g 的标准，在栽培种植阶段应重点关注土壤及环境中 Cd 对灵芝的影响。

4.5.2 铁皮石斛活性成分和 2 种重金属含量分析与评价

采用国标检测方法，对丽水地产 26 批铁皮石斛开展了浸出物、多糖含量、甘露糖含量、甘露糖与葡萄糖峰面积比值、重金属铅和镉含量的测定与评价。研究结果显示：①丽水地产 26 批铁皮石斛浸出物醇溶性浸出物含量在 7.0%～17.6%之间，水溶性浸出物的含量在 34.0%～64.9%之间，均高于《中国药典》"不得少于 6.5%"的要求，水提虽含量较高，但液较黏稠，重复性及准确性欠佳，相比之下乙醇提更为适合；②丽水 26 批样品多糖含量在 10.0%～53.4%，其中：24 批样品（种植 3～5 年的茎）多糖含量在 25.8%～53.45%，1 批样品（种植 1 年的茎）多糖含量 10.0%，1 批样品（种植 7 年的茎）多糖含量 19.8%；③丽水 26 批样品的甘露糖的含量在 11.9%～35.7%，除 1 个样品（开花后的茎）甘露糖的含量（11.9%，）低于药典标准规定外，25 批样品均在 11 月至翌年 3 月采收，甘露糖含量均在 13.0%～38.0%之间的国家标准范围内，且铁皮石斛甘露糖与葡萄糖峰面积比值为 2.4～6.6，符合 2015 年版《中国药典》规定的"铁皮石斛甘露糖与葡萄糖峰面积比应为 2.4～8.0"的要求；④26 批样品中重金属铅、镉含量均在国家标准的限度范围内，显示丽水产铁皮石斛中重金属的含量较低，产品质量好；⑤研究结果表明，丽水铁皮石斛种植 3～5 年在 11 月份至翌年开花前采集生长一年的茎，各指标性含量均符合药典规定，品质较优，因此应严格控制种植年限与采收季节。不同种源的铁皮石斛在丽水地区种植，多糖和甘露糖含量存在较大的差异，其中引自雁荡山种源的多糖含量最高，乐清种源的甘露糖含量最高，多糖的含量与甘露糖含量之间不存在规律性。其中，雁荡山种源铁皮石斛在丽水地区种植，干燥品的醇溶性浸出物、多糖和甘露糖含量等都较高，在丽水地区种植较为优势。

4.5.3 薏苡仁活性成分和 5 种重金属含量分析与评价

薏苡仁作为"药食两用"中药材在丽水应用广泛，丽水薏苡仁主要产地在缙云。采用国标检测方法——高效液相色谱法测定甘油三油酸酯的含量，结果表明：①缙云产薏苡仁质量优等，缙云 6 个村生产的薏苡仁甘油三油酸酯含量在 0.60%～1.25%之间，虽然存在明显差异，但均达到《中国药典》2010

年版中不低于0.5%的限度要求，仅1批低于0.60%，且有5批超出1.0%。任江剑等研究中发现福建产薏苡仁含量较高达到0.793%，在本次研究中，丽水缙云产薏苡仁含量仅3批低于0.7%，显示缙云产薏苡仁质量优等。②缙云薏苡仁5种重金属含量远低国家标准，采用原子荧光光谱法及原子吸收分光光度法分别测定不同产地薏苡仁中As、Hg及Pb、Cd、Cu的含量，缙云产地薏苡仁中含As、Hg、Pb、Cd、Cu最高分别为1.04mg/kg、0.077mg/kg、1.11mg/kg、0.066mg/kg、6.24mg/kg。将结果与《中国药典》2015年版中关于中药材（饮片）中重金属及有害元素的相关规定比较，丽水薏苡仁均符合《中国药典》标准，且远低于限度值。该方法灵敏、高效、准确，可用于薏苡仁的安全性评价。

4.5.4 厚朴 β-桉叶醇含量分析方法研究与质量评价

①建立了利用毛细管气相色谱法测定厚朴 β-桉叶醇方法。以 β-苯乙醇为内标物；色谱柱为 Zeborn ZB-WAX（60m×320μm×0.5μm）毛细管柱，柱温200℃；氢火焰离子化检测器（FID），气化室温度250℃；载气为氮气，流速1.3mL/min，分流比4∶1。结果 β-桉叶醇在0.0151~0.2712mg/mL（R^2 = 0.9998）范围内呈良好的线性关系，其平均回收率为99.28%（RSD = 1.17%，n = 6）。该方法简便易行、快速准确、重现性好，可用于厚朴药材及饮片的质量控制。②市场上厚朴质量参差不齐。从检测结果发现，厚朴药材中 β-桉叶醇的含量明显高于厚朴饮片，概因 β-桉叶醇在饮片炮制过程中有一定的损失；不同批次的厚朴饮片，其 β-桉叶醇含量差别较大，最高含量为最低含量3倍多，说明市场上药材的质量参差不齐，有必要建立相应的质量控制标准。

4.5.5 地稔中没食子酸和槲皮素含量测定方法研究

①建立了地稔薄层色谱鉴别方法。运用显微鉴别法、薄层色谱法、高效液相色谱法分别对地稔的显微特征、指标性成分没食子酸、槲皮素进行定性定量测量。结果：没食子酸回归方程为 $Y = 2×10^6X + 2.3026$，R^2 = 0.9998，槲皮素回归方程为 $Y = 6×10^4X + 5.1521$，R^2 = 0.9996。没食子酸和槲皮素分别在0.0814~0.3260μg、0.0271~0.1360μg内呈线性。液相色谱选择254nm为检测波长，以甲醇-0.4%磷酸溶液为流动相，用甲醇-15%盐酸（4∶1）作为提取溶剂能够将没食子酸、槲皮素分离。没食子酸和槲皮素为畲药地稔药材中的药理活性成分，研究表明该方法简便易行、准确、重复性好，可用于畲药地稔药材的质量控制。②明确了畲药地稔质量控制功效成分含量。没食子酸含量为0.85~1.92mg/g、槲皮素含量为0.24~0.33mg/g。

4.5.6 研建了浙西南地产中药材灵芝三萜类成分指纹图谱

首次对灵芝建立特征图谱方法，各特征峰与 S 峰的相对保留时间稳定，且运用指纹图谱软件计算相似度均在 0.93 以上。该方法与含量测定方法系统条件基本一致，采用甲醇回流法提取，操作简便、快速、稳定。通过 14 批灵芝子实体的测定分析，发现各特征峰相对峰面积有较大差异，由特征图谱及各批次样品图谱可知，5、9、10、12、13 号色谱峰面积相对较大，相对峰面积 RSD 相对较小，其中 12 号峰为灵芝烯酸 D，其余 11 种成分虽然均因缺少对照品未能进行定量测定，但整体特征相似，相似度在 0.93 以上，说明相同产地培育的灵芝亦存在差异性，但同时也有较好的相关性。

4.6 拥有自主知识产权的科研成果

①制定发布 6 项地市级地方标准栽培技术规范。优化集成林（粮）药轮套作等栽培技术，并制定发布了 6 项丽水市地方标准，分别为：锥栗林下多花黄精复合经营技术（DB3311/T23—2014）、铁皮石斛活树附生栽培技术规程（DB3311/T22—2014）、山银花栽培技术规程（DB3311/T27—2015）、鱼腥草栽培技术规程（DB3311/T58—2016）、油茶林下套种前胡复合经营技术规程（DB3311/T28—2016）、三叶青生产技术规程（DB3311/T53—2015）。②发表论文 14 篇（表 2-1）。③授权国家发明专利、实用新型专利共 4 项。分别为：黄精干及其制备方法（ZL201310096666.7）、一种黄精糯米酒配方及酿制方法（ZL201410391777.5）和铁皮石斛种植盆（ZL201420530557.1）、一种铁皮石斛活树附生栽培容器（ZL201420530326.0）。

表 2-1 项目实施期间发表的学术论文

论文名称	发表刊物	发表时间	论文作者
铁皮石斛不同树种附生栽培试验初报	浙江林业科技	2014.4	蒋燕锋等
浙江丽水不同产地马齿苋多糖含量测定与比较	南方林业科学	2015.4	刘跃钧等
林下套种多花黄精标准化高效栽培技术	林副产品	2015.4	刘跃钧等
药食两用植物毛花猕猴桃高效优质栽培技术	内蒙古农业科技	2015.4	朱波等
生根剂与激素浓度对黄精生长发育的影响	浙江农业科学	2015.7	朱波等
不同遮阴条件对黄精生长发育的影响	中国现代中药	2016.4	朱波等
薏苡仁中 5 种重金属元素的含量测定	中华中医药学刊	2014.5	范蕾等

（续）

论文名称	发表刊物	发表时间	论文作者
HPLC-ELSD 法测定丽水薏苡仁中甘油三油酸酯的含量	中国民族医药杂志	2016.4	范蕾等
丽水产地灵芝子实体与灵芝孢子粉中灵芝烯酸D、多糖及重金属元素的测定	中国药师	2016.1	范蕾等
丽水地产铁皮石斛中浸出物、多糖及甘露糖的测定	中国药师	2016.4	余华丽等
毛细管气相色谱法测定厚朴中 β-桉叶醇的含量	中国药师	2016.3	陈张金等
灵芝中 3 种三萜酸的含量测定与指纹图谱研究	中国现代应用药学	2016.8	范蕾等
灵芝孢子粉 4 种重金属元素的含量测定	中国药师	2014.3	范蕾等
畲药地稔药材的质量标准研究	中华中医药	2013.12	范蕾等

5 主要技术创新

5.1 选育优良新品种1个，筛选优良种源12个

选育益母草优良新品种 1 个：益母草"浙益 1 号"，于 2015 年 12 月通过浙江省审定委员会办公室组织的中药材专家组审定。两年的小区品比结果表明："浙益 1 号"平均亩产量为 1376.7kg/亩，比对照的 1178.1kg/亩增产 16.8%，比灵宝混合群的 1298.0kg/亩增加 6.1%。益母草中水苏碱含量 3.12%，益母草碱含量 0.228%。

筛选多花黄精优良种源 3 个：从浙江省及周边地区 17 个种源中筛选出 3 个优良种源，分别为产量丰产型优良种源浙江庆元种源，2 年增产率 173.1%，比 17 个平均含量（124.6%）高出 38.92%；多糖丰产型优良种源浙江磐安种源，多糖含量 36.32%，比 17 个平均含量（22.21%）高出 63.53%；皂苷丰产型优良种源浙江莲都种源，皂苷含量 6.26%，比 17 个平均含量（3.77%）高出 66.04%。

筛选野生马齿苋优良种源 2 个：从浙江丽水 6 个县（市区）的野生马齿苋种源中，采用 UV 法测定其多糖含量，对马齿苋种源进行评价，筛选出优良种源为 JinY（多糖 4.40%）和 LongQ（多糖 4.42%）。

筛选野生三叶青农艺性状优良种源 6 个：根据块根生长因子、叶生长因子、根系生长因子、根系副因子 4 个主成分，从 21 个种源中初筛出 6 个优良种源，分别为重庆綦江种源、广西乐业种源、广西田林种源、重庆梁平种源、湖南汝城种源、广西天峨种源，表现出叶片较大、茎粗壮、苗较高、根系发达、生长势良好、块根性状良好等特点。

筛选毛花猕猴桃优良株系 1 个：根据分支数、新梢总长、新梢数、新梢总叶数、坐果数、单果重、果实纵径、果实横径数值，综合评价浙西南 10 个野生毛花猕猴桃种源，筛选出 03 号株系为优良种源，其分支数、新梢总长、新梢数、新梢总叶数、坐果数、单果重、果实纵径、果实横径数值，分别达到 8 条、37.82m、16 条、321 片、35 个、22.3g、5.484cm、2.782cm，为 10 个种源中最优。

5.2 研究创新 7 种生态高效种植模式与技术

研究提出了锥栗-石斛-多花黄精、活树-铁皮石斛、吊瓜-浙贝母、油茶前胡、橘园-三叶青等林药复合经营高效模式和水稻—西红花粮药轮作模式。研究集成了吊瓜-浙贝母复合经营技术，每亩综合经济效益达到 1.2 万元，比套种前增加 10 倍；研究集成了上锥栗-中石斛-下黄精模式栽培技术，比锥栗-多花黄精复合经营模式每亩增加经济效益 0.8 万元，比未栽种增加 15 倍；研究集成了橘园-三叶青复合经营技术，该模式每亩增加经济效益 1.6 万元，比未套种三叶青前增加 7 倍；西红花-水稻轮作栽培模式每亩增加经济效益 2.5 万元，比未套种前增加 10 倍。制定并发布了 6 项丽水市地方标准。锥栗林下多花黄精复合经营技术（DB3311/T23—2014），铁皮石斛活树附生栽培技术规程（DB3311/T22—2014），山银花栽培技术规程（DB3311/T27—2015），鱼腥草栽培技术规程（DB3311/T58—2016），油茶林下套种前胡复合经营技术规程（DB3311/T28—2016），三叶青生产技术规程（DB3311/T53—2015）。

5.3 建立了丽产灵芝三萜类特征图谱

在研究评价了丽产 14 批灵芝子实体的灵芝多糖和 3 种三萜类成分含量，丽产 26 批铁皮石斛多糖和甘露糖含量的基础上，首次建立了丽产灵芝三萜类特征图谱，明确了丽产铁皮石斛品质最好的采收时间为种植后第三年的 11 月至翌年 3 月。

5.4　明确了畲药地稔功效成分测定方法

首次明确了畲药地稔指标性成分没食子酸、槲皮素的检测方法为薄层色谱鉴别方法。液相色谱选择 254nm 为检测波长，以甲醇-0.4%磷酸溶液为流动相，用甲醇-15%盐酸（4：1）作为提取溶剂能够将没食子酸、槲皮素分离。首次明确了畲药地稔质量控制功效成分含量：没食子酸含量为 0.85～1.92mg/g、槲皮素含量为 0.24～0.33mg/g。研究表明该方法简便易行、准确、重复性好，可用于畲药地稔药材的质量控制。

6　经济社会效益及应用前景

项目研究成果锥栗-多花黄精复合经营模式、锥栗-铁皮石斛-多花黄精复合经营模式、活树-铁皮石斛、吊瓜-浙贝母复合经营模式、油茶-前胡复合经营模式、果园-三叶青复合经营模式、西红花-水稻轮作栽培模式等 7 大林（粮）药种植新模式，及制定的相关标准化栽培技术，引种浙薏 2 号、决明子、杜瓜、菜用型马齿苋 4 个新品种，研发的 1 款中药养生产品黄精酒，丽水地产药材铁皮石斛、灵芝及孢子粉、厚朴、地稔、薏苡等活性成分、重金属含量和农药残留的质量评价结果，研究建立的灵芝三萜类成分指纹图谱和畲药地稔功效成分检测方法，有利于解决浙南山区中药材产业传统种植模式经济收入不高、土地综合利用率、药材质量有待提升等技术难题，对促进中药材产业转型升级具有很强的现实意义，经济社会生态效益显著，应用前景广阔。

锥栗-多花黄精复合经营模式，预期投产后亩产干药材 500kg 以上、产锥栗 75kg，预期每亩新增产值 0.85 万元，比套种前 450 元的产值增加了 18.9倍；锥栗-石斛-多花黄精立体栽培模式，预期投产后每亩新增年产值 1.65 万元，是锥栗-多花黄精复合经营模式的 1.9 倍；活树-铁皮石斛复合经营模式，投产后年新增亩产值 1.87 万元；果园-三叶青复合经营，预期投产后每亩可产三叶青 200kg 以上，以市场价 500 元/kg 计，预期每亩新增产值 10 万元以上，每亩年增经济效益 1.6 万元以上，比未套种三叶青前增加 7 倍；西红花-水稻轮作模式，预期投产后每年可产西红花花丝 600g 以上，以市场价 50 元/g 计，年新增产值可达 3 万元以上，比未套种三叶青前增加 10 倍以上。良好的经济效益，必定带来良好的规模发展。丽水市拥有大量的林地资源、林下空间和季节性闲置的农田，随着林（粮）药材种植新模式、新技术、新品种和地产药材质量控制技术的推广应用，生产规模会逐步扩大，种植农户、合作社、加工企业、科研部门之间合作越来越紧密、越来越广泛，吸纳社会就业人员也会不断增加，地产药材质量和相关产品的竞争力得到提升，项目成果应用推广产生的经济效益、社会效益和生态效益将十分显著。同时，随着我国大健康产业的发展和丽水市战略支柱产业生态旅游业的兴起，项目成果应用推广的前景也将十分广阔。

第三篇　项目技术总报告

1　技术研究背景及今后发展趋势

1.1　资源收集评价与选优工作亟待开展

种质资源属于国家战略资源，是生产力发展的基础资源，也是遗传育种和生物工程科技创新的基本材料。但中药材种质资源保护与利用工作明显滞后，国家层面、省市层面的种质资源保护工作多还处于统计、描述规范阶段，多数省区对中药材种质资源保护没有列入议事日程，野生资源仍以15%速度在流失，药材植物种质资源保护已到了刻不容缓的地步。随着经济社会快速发展，生物种质资源保育日益受到各国政府重视和社会各界关注，"谁拥有种质资源，谁就拥有一切"。中药材种质资源对于浙江省中药科技创新、研发具有自主知识产权的药材新品种同样至关重要。为此，浙江省专门制定了《浙江省药用植物种质资源保护规划》，保护、利用好浙江省药用植物种质资源，推动资源优势向经济优势转变，促进中药材产业持续健康发展。浙江省对药用植物种质资源收集与评价在国内处于领先地位，浙江农林、浙江省中药研究所、磐安县中药研究所、丽水市林科院及中药材生产骨干企业先后对"浙八味"、石斛等药材种质资源收集做了大量的工作，已初步建立了以企业为主体的中药材种质资源收集、保护与利用体系，而现阶段高产优质的中药材良种选育工作犹是刻不容缓。

1.2　栽培新模式及技术规范化亟须研究推广

优化中药材种植模式，运用群落的空间结构原理，充分利用光能、空间和时间资源，开展果树与中药材，农作物与中药材，中药材与中药材套种、间作、轮作等不同的种植方式及立体种植科技示范，以及采用乔木、灌木、草本种植技术，增加复种指数和种植空间，提高中药材种植产量和效益，对于促进我国中药产业的可持续发展具有重要意义。将中药材与农林生物进行间套作组合成的绿色、科学、合理的复合种植模式及其配套的规范化栽培技术，通过中药材科技示范基地示范推广中药材规范化种植，规范中药材生产操作方法，发展标准化、区域化、规模化药材种植，不仅能生产出多种传统的农产品，还有利于扩大传统中药材的生产，生产出具有医药功能的传统中药材。实践证明，将中药材与农林生物进行间、套作复合种植，对于充分利用土地资源、发挥生物间的共生互补作用、提高种植系统的综合效益具有积极意义。典型的复合种植模式值得在全国广泛推广，如：浙江省磐安县的"贝母+春玉米+甘薯"、中国科学院红壤生态实验站的"杜仲+油菜、花生、玉米、大豆等"、江西省萍乡市农科所的"油茶+草珊瑚"等模式。

1.3 地产中药材质量评价体系尚需完善

中药的质量评价体系一直是中药研究与应用的难点，近年来许多先进的分析测试技术在中药质量控制中得到广泛应用，中药的质量研究也从一般的经验鉴别、外观形态、化学反应、显微鉴别发展到使用气相色谱、高效液相色谱甚至于特征图谱、指纹图谱等。除此以外，中药的安全性越来越多的为社会所关注，农药残留、重金属等检测手段日益进步和更新，对中药材的评价也越来越多元化、全面化。目前，丽水优势中药资源灵芝、铁皮石斛、薏苡、柳叶蜡梅的种植越来越多，地稔、厚朴资源也较丰富。灵芝收载于《中国药典》中，尚没有对其指标性成分、指纹图谱及重金属元素的检测标准；石斛属药材化学成分研究较多，2010 年版《中国药典》将铁皮石斛从石斛药材中单列出来，增加了水分、浸出物等项目检查，同时，对铁皮石斛多糖和甘露糖进行含量测定，但未收载关于特征性成分或指纹图谱测定、重金属测定等项目；食凉茶、地稔均收载于《浙江省中药炮制规范》中，但研究不深入，质控标准较简单，缺乏专属性；厚朴、薏苡仁均已收录于《中国药典》中，方法单一，需进一步补充与完善。

中药材在比较效益、种植技术水平和销售市场都无法与蔬菜、茶叶、食用菌等主导产业竞争，因此中药材栽培区域也主要集中在水稻田、林下、农下、山垄田及部分整理的土地，因此加强中药材种质资源评价与选优、林（粮）药复合经营新模式和设施高效栽培、产地药材质量及安全测控、中药材养生保健食品的开发，对于推动中药材产业科学健康、快速、可持续发展意义重大。

1.4 今后发展趋势

随着我国加大对中药资源的开发利用研究，应用也越来越广泛，需求量也随之加大。因此，今后一个时期中药材研究发展趋势将主要集中在以下几个方面。

首先，是高产优质中药材品种的选育，而解决这一问题的主要办法就是通过种质资源的收集与评价，采用无性繁殖进行品种复壮或杂交育种等培育出优良品种。

其次，是绿色高效栽培技术优化集成。在坚持"适度、适区、适情"的原则的基础上，以强化良种繁育，分区域筛选一批适应性品种为前提，因地制宜集成一批种植模式，促进技术本地化，优化技术体系，探索林（粮）药复合经营多种模式，形成规范化技术规范，建设一批示范点，应用示范推广。

第三，是各类地产药材质量与安全的实时测控，通过各种检测方法与技术手段，尤其在指纹图谱的建立及安全性项目的测定上，对产地优势药材建立图谱库，为更全面比较、鉴别及评价药材的质量，科学筛选出种植及采收最佳时间，确定关键质控点，提高和指导本地区中药材的种植加工产业技术。

2　主要研究内容与方法

2.1　浙西南特色中药材种质资源收集与保存

开展浙西南特色药材三叶青、黄精、益母草、马齿苋、毛花猕猴桃、地稔、七叶一枝花、天南星、铁线莲、八角莲、白及等浙西南特色药材或主产药材种质资源收集和保存。同时对重点研究的多花黄精、三叶青、毛花猕猴桃、益母草等中药材进行种质（品种、种源）收集。其中：三叶青收集保存以浙江、江西、广西、湖北、湖南、福建、重庆等全国各地的地理种源，多花黄精收集保存浙江省各地理种源，益母草收集保存浙江省各地区及湖北孝感、江西修水、河南开封等种源，马齿苋收集保存丽水地区不同种源的野生马齿苋和栽培品种马齿苋、园林绿化用的大花马齿苋，毛花猕猴桃收集保存浙西南地区野生种质资源为主。

2.2　浙西南主要中药材新品种选育和优良种质筛选

对多花黄精、益母草、马齿苋、三叶青、毛花猕猴桃等中药材进行植物学特性观察、有效成分含量和产量测定分析与评价，筛选优良种质。①多花黄精以黄精多糖含量和 2~3 年生地下茎产量为评价指标，从收集到的 17 个地理种源中，初步筛选出适合丽水地区栽培的综合型（产量多糖兼优）优良种源、产量丰产型优良种源、多糖丰产型优良种源。②益母草在前期获得优良株系的基础上，开展适应性、产量丰产性能、遗传稳定性及水苏碱和益母草碱含量等综合考评，选育出优良新品种。③马齿苋以不同种源全草产量、多糖含量为评价指标，初步筛选出优良种源。④三叶青农艺性状主要以种质叶长、叶宽、茎粗与根数为评价指标，筛选出叶片较大、茎粗壮、苗较高，根系发达，生长势良好，块根性状表现良好三叶青优良种源。⑤毛花猕猴桃以株系分支数、新梢总长、新梢数、新梢总叶数、坐果数、单果重、果实纵径、果实横径为评价指标，筛选出毛花猕猴桃优良种源。⑥中药材新品种引进试验。基于种质特性与丽水市中药材产业及生态环境自身特点，通过信息查询、实地考察以及前期试种等，引进适于丽水市生产发展的决明子、浙薏2号、杜瓜、茎直立型马齿苋等适栽药材新品种2~3个。

2.3 生态高效栽培模式与技术研究

①生态高效栽培模式研究。根据植物生态学习性，开展锥栗-多花黄精、活树-铁皮石斛、新造油茶-前胡、吊瓜-浙贝母、果园-三叶青等复合经营和水稻-西红花轮作等高效栽培模式研究。②生态高效栽培技术集成。根据已掌握的森林培育技术、中药材栽培技术、水稻种植技术等研究成果，研究集成锥栗林下多花黄精标准化高效栽培技术、活树附生铁皮石斛高效栽培技术、新造油茶基地套种前胡技术、吊瓜-浙贝母复合经营高效栽培技术、果园-三叶青复合经营高效栽培技术、水稻-西红花高效轮作技术、毛花猕猴桃高产优质栽培技术等。③生态高效栽培技术标准制定。对具有一定规模的经营模式，根据研究成果和生产经验，研究制定并发布市级地方标准技术规程。

2.4 生态高效栽培模式技术示范与推广

结合当地生产与市场需求，与丽水市林农部门、中药材专业合作社等开展合作，开展中药材栽培新模式技术的示范推广。

2.5 浙西南地产主要中药材品种质量评价

以丽水市主要生产单位为主，收集厚朴、薏苡、铁皮石斛、灵芝子实体、灵芝孢子粉五种中药材，从有效成分含量、重金属含量、有机氯农药残留量分析评价药材质量，研究建立灵芝三萜类指纹图谱，为提升产地药材标准化栽培水平和地产中药材质量提供关键技术支撑。

3 技术方案与技术路线

3.1 技术方案

采用调查与试验研究相结合，多层次、多方位、多学科相结合的研究方法，资源蕴藏量调查与种质资源调查、评价相结合，数量遗传学与分子遗传学相结合的育种技术，产量与质量研究相结合，关键技术研究与现有技术组装配套相结合，GAP 与 GMP 研究相结合等研究方法，以达到单位时间内最好的研究效果，团队共建单位进行了合理的分工，将研究主要内容分为 3 个子课题，分别由 3 个团队共建成员单位承担实施。子课题一："中药材种质资源收集与林药复合经营模式研究与示范"，由丽水市林业科学研究院承担。子课题二："中药材资源收集与农—药高效轮套种耕作制度研究与示范"，由丽水市农业科学研究院承担。子课题三："丽水各类产地药材的质量研究"，由丽水市食品药品检验所承担。

3.2 技术路线

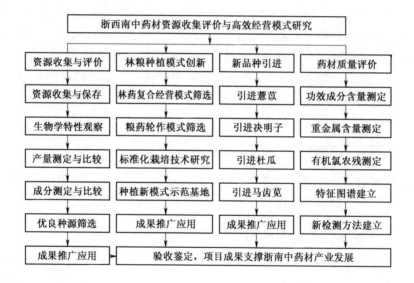

4 研究成果

4.1 收集保存中药材种质资源 37 种 147 种源 680 余份

总共收集保存黄精、益母草、鱼腥草、山蜡梅、金银花、白及、八角莲、铁线莲、西红花、决明子、菊米等浙南道地药材或主产药材种质资源 37 种 147 个种源 680 余份中药材种质资源（表 3-1）。其中：保存于丽水市林业科学研究院地种质资源圃 25 种 76 个种源 520 多份，主要有浙江省及周边地区多花黄精种源 17 个，浙江及周边地区益母草种源 21 个，野生马兰种源 10 个，丽水市缙云、龙泉、青田、云和、莲都、松阳种源 6 个，金银花种源野生种源 4 个等；保存于丽水市农业科学研究院中药材种质资源圃 12 种 71 个种源 161 份，主要有薏苡 50 份，三叶青 24 份，柳叶蜡梅 16 份，毛花猕猴桃 18 份，黄精 11 份，地稔 6 份，以及红豆杉、七叶一枝花、三七、八角莲、西红花、决明子、菊米、莲子、铁皮石斛等药材种质资源。

表 3-1　浙西南特色中药材种质收集保存名录

编号	种 名	种源数	份 数
1	南五味子 Kadsura longepedunculata	2	7
2	忍冬 Lonicera japonica	3	6
3	红白忍冬 Lonicera japonica	2	4
4	灰毡毛忍冬 Lonicera macranthoides	3	6
5	苦参 Sophora flavescens	1	3
6	八角莲 Dysosma pleiantha	5	9
7	黄褐毛忍冬 Lonicera fulvotomentosa	1	4
8	益母草 Leonurus artemisia	21	100
9	玉竹 Polygonatum odoratum	2	8
10	黄精 Polygonatum sibiricum	3	38
11	滇黄精 Polygonatum kingianum	2	10
12	多花黄精 Polygonatum cyrtonema	17	120
13	马兰 Kalimeris indica	15	60
14	天南星 Arisaema erubescens	1	7
15	硬毛地笋 Lycopus lucidus	1	3
16	七叶一枝花 Paris polyphylla	7	26
17	三叶爬崖藤 Tetrastigma hemsleyanum	6	10
18	夏枯草 Prunella vulgaris	1	3
19	土人参 Talinum paniculatum	2	4
20	紫萼 Hosta ventricosa	1	3
21	兔儿伞 Syneilesis aconitifolia	1	3
22	白及 Bletilla striata	6	12

（续）

编号	种　名	种源数	份　数
23	麦冬 *Ophiopogon japonicus*	15	30
24	浙贝母 *Fritillaria thunbergii*	10	30
25	铁线莲 *Clematis florida*	1	5
26	马齿苋 *Portulaca oleracea*	6	30
27	薏苡 *Coix lacryma*	15	50
28	柳叶蜡梅 *Chimonanthus salicifolius*	15	24
29	毛花猕猴桃 *Actinidia eriantha*	11	16
30	地稔 *Melastoma dodecandrum*	6	11
31	红豆杉 *Taxus baccata*	1	6
32	三七 *Panax notoginseng*	2	2
33	西红花 *Crocus sativus*	1	2
34	决明子 *Cassia tora*	2	4
35	菊米 *Chrysanthemum meters*	3	3
36	莲子 *Nelumbo nucifera*	5	5
37	铁皮石斛 *Dendrobium officinale*	10	21
小　计		147	681

4.2　筛选出优良品种、种源、株系13个

4.2.1　不同地理种源多花黄精评价及优良种源筛选

分别对17个不同种源的产量、多糖、皂苷进行比较分析，结果表明：①不同种源的多花黄精在产量上具有明显差异，17个不同种源多花黄精种植2年的增产幅度为90.7%～173.1%，总体平均增产率124.58%，比种植一年的增产率提高了82.0%，同种植2年的黄精和滇黄精相比，分别高出38.1%和22.5%。2年增产率高于总体平均数的种源有7个，从高到低依次为：浙江庆元173.1%、安徽青阳164.5%、浙江莲都161.7%、浙江安吉种源159.8%、浙江缙云142.8%、浙江新昌132.6%、浙江景宁130.5%。②多花黄精17不同种源的多糖含量范围在9.70%～36.32%之间，多糖含量平均值22.21%，各种源之间多糖含量具有显著和极显著差异。17个种源中，多糖含量高出平均

值的有 8 个种源，从高到低依次为：浙江磐安种源（36.32%）、浙江景宁种源（30.07%）、安徽青阳种源（30.23%）、浙江文城种源（29.99%）、浙江淳安种源（25.48%）、浙江江山种源（23.91%）、浙江天台种源（22.67%）、湖北赤壁种源（22.61%）。浙江磐安种源多糖含量高出河北黄精 12.73%，并具极显著差异；浙江景宁种源、安徽青阳种源、浙江文城种源与河北黄精不存在显著差异。③多花黄精 17 个种源皂苷含量的范围为 2.40%~6.26% 之间，皂苷含量平均值 3.77%，各种源之间皂苷含量具有显著和极显著差异。17 个种源中，皂苷含量高于总体平均值的种源有 8 个，从高到低依次为：浙江莲都种源（6.26%）、浙江青田种源（5.40%）、浙江景宁种源（5.27%）、浙江天台种源（4.70%）、浙江安吉种源（4.66%）、浙江遂昌种源（4.13%）、浙江龙泉种源（4.05%）、浙江新昌种源（3.81%），以上 8 个种源的皂苷含量分别高出河北黄精的含量，并具极显著差异。④筛选出野生多花黄精优良种源 5 个。综合型（多糖和产量兼优）优良种源 2 个，分别为浙江景宁种源和安徽青阳种源，景宁种源多糖含量 30.07%、2 年增产率 140.5%，安徽青阳种源糖含量 30.23%、2 年增产率为 164.5%。作为本课题科研成果的有 3 个：产量丰产型优良种源 1 个，为浙江庆元种源（2 年增产率 173.1%）；多糖丰产型优良种源 1 个，为浙江磐安种源（多糖含量 36.32%）；皂苷丰产型优良种源 1 个，为浙江莲都种源（皂苷含量 6.26%）。

4.2.2 益母草优良品种"浙益 1 号"选育

以收集的不同种源益母草为基础，联合浙江省中药研究所有限公司等单位，由河南灵宝野生种质资源经驯化后系统选育而成益母草系"浙益 1 号"申报浙江非主要农作物品种良种审定，并已通过浙江省审定委员会办公室组织的中药材专家组现场考察及审定。"浙益 1 号"，两年三茬平均亩产鲜益母草 1343.8kg，比对照增产 14.3%。全生育期约 330 天，较对照长 35 天。株高 190~200cm，株径 1.0~1.2cm，呈方柱形。当年生植株呈基生状，茎极短、株高 40~50cm，分枝数 1.5 个，叶片数 12~16 张；基生叶圆心形，5~9 浅裂，每裂片有 2~3 钝齿，叶色墨绿。益母草中水苏碱含量 3.12%，益母草碱含量 0.228%。

（1）不同种源益母草农艺性状观测。不同种源在株高与分枝数上的差异显示，不同地区种源益母草株高差异不大，最高的是山东种源，为 1.63m，最矮的是吉林种源，为 1.35 m。分枝数以浙江兰溪种源最多为 4.8，其次是江西（4.4）、湖南（4.1），分枝数较少的是四川（2.7）、山东（2.1），最少的是吉林（1.6）。

（2）不同来源益母草在耐寒性观测。耐寒性最差的是吉林种源，地上部分全部被冻死，但第2年春季仍然从根部重新萌蘖。其次是山东种源，地上有部分冻死，部分仍然完好。耐寒性较强的是浙江兰溪、湖南、江西和四川4个种源，这可能是因为这4个地区地理位置较接近，气候较为相似的缘故。山东、吉林等种源，可能因其产地气候与浙江的差异较大的缘故，故对浙江的生境适应性差。

（3）不同来源益母草的总生物碱含量监测。不同来源的益母草种源抽薹后，其总生物碱含量差异较大，以四川洪雅的含量最高，而以吉林伊通的最低，前者含量比后者高61.8%，可见，不同种源的益母草，因所在原产地的生态环境的差别，造成了次生代谢物积累的差异，这可能是适应原产地生境的缘故。

（4）区域试验结果。连续两年开展了"浙益1号"两年三茬区域试验。结果表明："浙益1号"两年三茬平均亩产量为1343.8kg，较对照（义乌农家种）1175.8kg/亩增产14.3%，较"灵宝混合群"的产量1276.5kg/亩增产5.3%。其中，2012年秋播、2013年春播和2013年秋播产量依次为：1283.9kg/亩、1450.9kg/亩和1296.5kg/亩，依次比对照1117.1kg/亩、1259.9kg/亩和1150.4kg/亩增产14.9%、15.2%和12.7%；依次比灵宝混合群1220.4kg/亩、1377.8kg/亩和1231.2kg/亩分别增产5.2%、5.3%和5.3%。

（5）小区品比试验。开展的两年小区品比试验，结果表明："浙益1号"平均亩产量为1376.7kg/亩，比对照的1178.1kg/亩增产16.8%，比灵宝混合群的1298.0kg/亩增加6.1%。其中，2011年亩产量为1404.3kg/亩，比对照1182.1kg/亩增产18.8%；比灵宝混合群增产7.42%；2012年平均亩产量为1362.9kg，较对照产量1176.2kg增加15.9%，差异均达显著性水平；较灵宝混合群增产5.4%，差异不显著。

4.2.3　浙江丽水不同产地马齿苋多糖含量测定与比较

马齿苋也叫长命草，具有顽强的生命力，产量很高，因此项目重点从多糖含量来评价筛选优良种源。①液料比对马齿苋多糖含量的影响。考察了加水量为15倍、30倍、45倍和60倍时对马齿苋多糖提取的影响。当液料比为60倍时，多糖含量最高，但是液料比为30的多糖含量相差不大，考虑到节约溶剂，选择液料比为30作为提取溶剂用量。②提取时间对马齿苋多糖含量的影响。考察了回流提取时间为1、2、3和4h时对马齿苋多糖提取的影响，当提取时间为3h，多糖含量最高，因此，选择提取时间为3h。③浙江丽水不同产地马齿苋的多糖含量比较。丽水不同产地马齿苋多糖含量大致可以分为三类，分别为缙云和龙泉一类、青田和云和一类、莲都和松阳一类，每类之间都有显著性差异，其中以缙云和龙泉一类含量最高。筛选出优良种源 2 个，分别为 JinY（多糖 4.40%）和 LongQ（多糖 4.42%）。

4.2.4 不同种源三叶青农艺性状研究及优良种源筛选

对全国 21 份三叶青野生种质资源进行了生物学特性、农艺性状考察和主成分分析，结果表明：①全国主分布区野生三叶青表现出较丰富的遗传多样性，除根数性状外，不同种源三叶青主要农艺性状存在极显著差异（$P < 0.01$）。其中，重庆梁平种质叶长、叶宽、茎粗与根数指标均最高，分别为 6.37cm、3.41cm、2.83mm 与 14.0 根；重庆綦江种质块根农艺性状指标最高，块根纵径、横径与单重分别为 4.47cm、2.64cm 与 17.33g；湖北咸丰种质根最长，平均达 4.60cm，浙江黄岩种质叶最狭长，叶长宽比达 2.79；浙江三叶青种质叶长、叶宽、茎粗与块根性状均最小，浙江遂昌种质叶长仅为 3.06cm，浙江黄岩种质叶宽与茎粗仅为 1.51cm 与 1.25mm，浙江景宁种质块根纵径与横径仅为 1.67cm 与 0.87cm，浙江庆元种质块根单重仅为 1.23g。②根据块根生长因子、叶生长因子、根系生长因子、根系副因子 4 个主成分（在 9 个农艺性状中贡献率达 90.6%），从 21 个种源中初筛出 6 个优良种源，分别为重庆綦江种源、广西乐业种源、广西田林种源、重庆梁平种源、湖南汝城种源、广西天峨种源，表现出叶片较大、茎粗壮、苗较高、根系发达、生长势良好、块根性状良好等特点。③用上述 4 个主成分作为综合指标，根据欧氏距离采用离差平方和法对 21 个三叶青种源进行系统聚类分析，并按照 $D^2 = 21.52$ 的聚类水平将 21 个种源划分为 4 大类群：类群Ⅰ共 7 个种源，分别为湖南汝城、广西天峨、湖北咸丰、福建建阳、广西钟山、浙江遂昌与江西弋阳；类群Ⅱ共 3 个种源，分别为广西乐业、广西田林与重庆綦江；类群Ⅲ共 9 个种源，分别为重庆梁平、湖南泸溪、浙江庆元、江西瑞金、浙江泰顺、湖南怀化、浙江莲都、浙江黄岩、浙江景宁，此类群主要以浙江种源为主，除重庆梁平种源三叶青农艺性状表现较好外，其他种源三叶青叶片较小、无毛，茎圆形与椭圆形居多，较细，新梢长势较弱，根系不发达，块根较小；类群Ⅳ有 2 个种源，为浙江青田与江西宜黄，此类群农艺性状总体表现同类群Ⅲ，但江西宜黄种源三叶青根系较长。类群Ⅰ与类群Ⅱ种源三叶青农艺性状相似，叶片大、有柔毛，茎粗、新梢生长快，根系发达，块根性状优良，植株生长势好，总体农艺性状表现良好，筛选的优良种源也大都属于这 2 个类群。

4.2.5 毛花猕猴桃优良株系筛选与扦插试验

（1）毛花猕猴桃生境调查。毛花猕猴桃属半阳性植物，浙西南地区野生毛花猕猴桃主要分布海拔 150~1600m，多生长于上层林木较疏半阴半阳的灌木丛中；对土壤要求不甚严，其分布区的土壤多数由页岩或砂岩发育而成的红壤和黄壤，土壤质地较疏松，表土层具有较厚的腐殖质土，有机质含量较丰富，pH4.5~5.5；对温度的适应范围较广，一般在年平均气温 9.2~17.4℃，极端最高气温 42.6℃，极端最低气温-27.4℃的条件下都能正常生长发育；伴生植物主要有马尾松、杉、山胡椒、盐肤木、葛藤、木通、青岗栗、油茶、见风消、鸭脚木等，这些植物给猕猴桃创造了适宜的阴蔽环境，构成猕猴桃的天然棚架。

（2）毛花猕猴桃优良种源初选。毛花猕猴桃不同株系间农艺性状存在较大差异。根据分支数、新梢总长、新梢数、新梢总叶数、坐果数、单果重、果实纵径、果实横径数值，综合评价浙西南 10 个野生毛花猕猴桃种源，筛选出 03 号株系为优良种源，其分支数、新梢总长、新梢数、新梢总叶数、坐果数、单果重、果实纵径、果实横径数值，分别达到 8 条、37.82m、16 条、321 片、35 个、22.3g、5.484cm、2.782cm，为 10 个种源中最优。06 号株系单新梢最多叶数最多，达 39 片；08 号株系叶长与叶宽数值最大，分别达到 14.5cm 与 13.8cm。04、05、09 与 10 号株系无分支或分支少，无坐果，叶片小，生长势较差。

4.2.6　新药材品种引进 4 个

共引进药材新品种 4 个，分别为杜瓜、浙薏 2 号、决明子和菜用马齿苋，成功引进后建立示范基地，其中：杜瓜示范栽培于莲都区老竹镇，技术指导种植面积为 50 亩；薏苡（浙薏 2 号）示范栽培于缙云县新碧镇，面积为 50 亩；决明子示范栽培与景宁县梧桐乡，核心示范基地栽培 20 亩；菜用马齿苋示范栽培于景县大地乡，技术指导种植面积为 5 亩。

4.3　研究集成 7 种生态高效栽培模式与技术

4.3.1　锥栗−多花黄精生态高效栽培模式

锥栗林套种多花黄精，是以增产增收和提高林地利用率为目的，利用锥栗林良好的土壤、水、空气、林阴等森林环境条件，在锥栗林下生态化、规范化种植多花黄精的林药复合经营模式。①研究掌握了多花黄精栽培遮阴和快速生根技术。研究表明，不同遮阴条件下光照强度、土层温度、黄精生长特性、移栽成活率与农艺性状均存在差异，其中茎粗、叶长、叶宽与叶长宽比存在显著（$P<0.05$）或极显著差异（$P<0.01$），供试黄精平均移栽成活率达 80.3%，大田栽培黄精在 3 月中旬至 9 月采取市售 50%二层遮阴网处理可促进黄精生长，

改善农艺性状指标，提高移栽成活率；同时研究了不同生根剂浓度、不同激素配比浓度对黄精生长发育的影响。结果表明，春季大田栽培黄精采取生根剂处理块根能促进黄精生长发育，提高移栽成活率，改善地上部农艺性状，不同浓度处理组中以6000mg/L处理效果最好。②研究集成了"锥栗多花黄精生态高效标准化栽培技术"，研究制定发布了地市级地方标准技术规范"锥栗多花黄精复合经营技术"（DB3311/T23—2014），研究成果"一种多花黄精根茎平摆倒种栽培方法"获得权发明专利授权。③建立国家林下经济示范基地1个。该栽培模式主要优点：一是栽培生态化，套种土地利用率在40%左右，不影响锥栗林管理，反而由于套种多花黄精后，实行冬季清园、林分整枝、施基肥等措施，来年锥栗林病害减轻，林地物种增加，同时多花黄精喜冬暖夏凉与锥栗冬季落叶春季长叶刚好形成生态习性上的互补，林分更加生态健康；二是收入高效化，锥栗产量显著提高、林地综合效益显著增加，套种后第二锥栗产量62.5kg/亩、第三年亩产量76kg/亩，分别比套种前34.5kg/亩提高81.2%和120.3%，第三年锥栗年产值达到1000元左右；1亩锥栗林套种多花黄精3000株（用种量150kg），种植3~4年采收，可产干黄精300~500kg，按目前60元/kg计算，新增产值约1.8万~3.0万元/亩，年新增0.6万~0.75万元/亩，年均综合经济效益可达0.75~0.85元/亩，是套种前的16.7~19.0倍。该模式于2015年列入浙江省"一亩山，万元钱"十大典型模式，建立的庆元县锥栗-多花黄精复合经营示范基地被认定2014~2015年度全国林下经济示范基地；三是土地节约化，不与粮食争地。

4.3.2 上锥栗-中石斛-下黄精生态高效栽培模式

该模式是在锥栗-多花黄精复合经营模式的基础上，再套种铁皮石斛，是一种三元复合经营模式，也是一种落叶果树与中药材立体复合经营的高效栽培模式。主要优点：一是栽培生态化，立体式套种后锥栗林分接近自然群落，物种更加丰富，生态环境显著提升，森林空间和林地综合利用率更高；二是收入高效化，锥栗年年采收，铁皮石斛第二年采收，多花黄精3~4年采收，全部投产后林地年均综合效益达到1.55万~1.65万元/亩，比锥栗-多花黄精模式增加铁皮石斛8~10kg、经济效益0.8万元，由于是一种近自然生态化栽培，铁皮石斛鲜条短而粗壮、质量更佳；三是土地节约化，在同一块林地上种植3种经济作物，不与粮食争地，比清耕节约土地成本66.7%，比二元复合经营模式节约土地成本16.7%。

4.3.3 活树-铁皮石斛生态高效栽培模式

铁皮石斛活树附生栽培技术是以主干明显、自然生长的树木作为载体，铁皮石斛附生于树干上，利用其枝叶适当遮阴效果，形成有利于铁皮石斛生长环境的一种生态高效种植模式。研究集成了活树附生铁皮石斛高效栽培技术，制定发布了地市级地方标准技术规范"铁皮石斛活树附生栽培技术规程"（DB3311/T22—2014），研究成果"铁皮石斛种植盆"（ZL201420530557.1）和"一种铁皮石斛活树附生栽培容器"（ZL201420530326.0）分别获得实用新型专利授权。该栽培模式主要优点：一是栽培生态化，把铁皮石斛直接捆在树干上，不利用土壤，也不利用基质，只是利用了良好的森林环境、空间和树干，无需喷农药，加强水分养分管理就行，是一种近自然高效栽培；二是收入高效化，近自然栽培的铁皮石斛比大棚栽培的质量好、价格高，1亩公益林100株活树附生栽培铁皮石斛5000丛，种植后第2年采收，采收期6年，每年可产23~30kg/亩，按目前市场价800元/kg计算，年亩产值1.87万~2.4万元，研究提出的"林下活树附生栽培铁皮石斛"经营模式，已列入浙江省十大林下经济"一亩山，万元钱"典型模式；三是土地节约化，不与粮食争地，节约农田。

4.3.4 吊瓜-浙贝母生态高效栽培模式

丽水全市吊瓜地有近3000亩，一直是单元经营模式，土地利用率不高，经济收入比较低。吊瓜-浙贝母生态高效栽培模式主要优点：一是栽培生态化，浙贝母在10~12月种植，这时吊瓜基本落叶，吊瓜地冬闲，套种基地由于套种浙贝母实行了全面整地、施基肥、除草等田间管理措施，来年吊瓜生长更加健壮、抗病能力显著增强，浙贝母在新栽培地种植病害基本没有，因此，吊瓜-浙贝母复合经营基地用药次数明显减少，同时浙贝母喜冬暖夏凉与吊瓜冬季落叶春季长叶刚好形成生态习性上的互补，栽培环境更加美观、生态和健康。二是收入高效化，亩综合效益达到1.9万~2.0万元，其中吊瓜产量提高30%以上，经济效益增加300元左右；浙贝母按每平方用种量0.75kg计算，鳞茎直茎2cm，行株距约15cm，收获时浙贝母产量一年增殖率为原种的2.5~3.0倍以上，种植一年浙贝母产量可达600kg以上，按目前药材市场价每千克30元计算，新增产值1.8万元，除去种苗费、化肥农药费、采收雇工费，亩净增经济效益5000元以上。三是土地节约化，提高了农田的综合利用率，节约土地成本500~600元/亩。

4.3.5 橘园-三叶青生态高效栽培模式

①研究掌握了三叶青扦插育苗关键技术。研究表明，不同浓度6-BA和IAA处理三叶青扦插成苗率存在差异，其中以处理5[6-BA和IAA混合溶液（V：V为2：1）2500mg/kg]扦插成活率最高，达到了46%；不同浓度生根

剂处理三叶青扦插成苗率存在差异，以 16% 和 20% 的处理扦插成活率最高，达到了 42%。高浓度 6-BA+IAA（2∶1）有利于三叶青扦插生根成苗，低浓度处理能促进新梢生长和茎秆增粗，不同浓度的处理能有效增加扦插苗的根数。②研究集成了橘园三叶青复合经营高效栽培技术"，核心技术为 300~800m 以下低海拔种植技术，同时借鉴了橘园试验成果和多年林下生产经验，制定发布了适用于大田和林下栽培的地市级地方标准技术规范"三叶青生产技术规程（DB3311/T53—2015）。③成功建立橘园三叶青高效栽培示范基地 2 个，面积150 亩，预计投产后每亩可产三叶青 200kg 以上，以 500 元/kg 计，每亩新增产值 10 万元以上，经济效益非常显著。丽水市现有柑橘 50 万亩、成林油茶60 万亩，目前绝大部分处于清种模式，干水果产量不高，短期收入较低。推广"果园-三叶青生态高效栽培技术"具有广阔的前景。④橘园-三叶青生态高效栽培模式主要优点。一是栽培生态化，三叶青学名三叶崖爬藤，别名金线吊葫芦，为耐阴藤本植物，在橘园边坡套种三叶青可有效增加植物、减少雨水对泥土的冲刷；二是收入高效化，据测算，果园-三叶青高效栽培模式，每亩可产三叶青 200kg 以上，每亩新增产值 10 万元以上，每亩年新产值 1.6 万元以上，比未套种三叶青前增加 7 倍，经济效益显著，该模式于 2015 年列入浙江省"一亩山，万元钱"林下经济十大典型模式之一；三是土地节约化，不与粮食争地。

4.3.6　西红花-水稻生态高效栽培模式

（1）从西红花种植基地选址、种植季节、室内越夏、开花培育、采收加工和水稻品种选择、种植季节、田间管理技术等方面，研究集成了西红花-水稻轮作高效栽培技术。

（2）建立了西红花-水稻生态高效栽培示范基地，面积 500 亩，年均亩产西红花花丝 600g 以上，以市场价格 50 元/g 计，年新增产值 3 万元以上。

（3）西红花-水稻生态高效栽培模式主要优点：一是栽培生态化，连作土地会造成西红花病害加重、西红花球茎产量降低，直接影响红花培育和经济效益，但通过与水稻轮作后，有效地克服了西红花连作障碍问题，西红花病害轻，球茎增殖明显，红花产量较高且稳定，经济效益显著；二是收入高效化，西红花-水稻轮作模式，预期投产后每亩年产西红花花丝 600g 以上，年新增产值可达 3 万元以上；三是土地节药化，西红花田间种植季节在 10 月至翌年 5月，水稻种植季节在翌年 5~9 月，没有实行轮作前，水稻收割完毕后，农田一直处于冬闲状态，土地利用率不高，土地资源浪费严重，实行西红花-水稻轮作后，农田得到了合理科学的高效利用。

4.3.7　油茶-前胡生态高效栽培模式

新造油茶基地种植后前 4~5 年不但没有经济收入，而且还要为土壤改良、苗木培育而不断的投入，短期经济效益差；前胡耐旱、病虫害少，2 年采收，在新造油茶基地套种具有较好的短期经济效益。该模式研究取得了以下科研成果：①研究集成了新造油茶地套种前胡技术，制定发布了地市级技术标准规范"油茶林下套种前胡复合经营技术规程"（DB3311/T28—2016）。②在青田县樟旦乡、遂昌县金竹镇、龙泉市安仁镇等建立新造油茶基地套种前胡等中药材基地 1200 亩，每亩年增收益 0.2 万~0.41 万元。③油茶-前胡生态高效栽培模式主要优点：一是栽培生态化，浙西南新造油茶基地绝大部分为整地的土地，肥力差，保水保肥功能差，因此套种前期可以实行以种代耕，对促进新造油茶基地土壤熟化、提高土壤的保水保肥性能、减少水土流失具有有益的作用；二是收入高效化，新造油茶基地套种前胡具有较好的短期经济效益，年新增产值 0.2 万~0.41 万元/亩，年新增利润 0.1 万~0.18 万元/亩，解决了基地投产前入不敷出的问题；三是土地节约化，不与粮食争地。

4.3.8　研究集成了毛花猕猴桃高产优质栽培技术

①研究确定了毛花猕猴桃扦插成活最佳方法。苗床选择细沙：蛭石：珍珠岩为 1：1：3 比例混合基质，基质厚度 35cm，要求排水好，透气，基质在扦插前用 50% 多菌灵 500 倍液浸泡消毒。根据生根粉浓度，共设计 5 个试验组，分别为 A：不处理；B：CK 水；C：3g/kg；D：6g/kg；E：9g/kg，各试验组共扦插 20 株。生根粉浸泡时间为 5min，扦插后管理为自动控制喷水，早中晚各喷水 1 次，每次 1min，以基质不干为原则。研究表明，不同生根粉浓度条件下，毛花猕猴桃生根情况存在较大差异。毛花猕猴桃扦插时，苗床选择细沙：蛭石：珍珠岩为 1：1：3 比例混合基质，基质厚度为 35cm。生根粉浸泡时间为 5min，生根粉浓度显著影响生根效果，以浓度为 6g/kg 时扦插效果最好，形成愈伤组织与生根最早（12d，20d），生根率最高，达到 95%。单株平均根数、单株最多根数与最长根长数值也最高，分别达到 68.3 根、102 根、10.92cm。②研究集成了毛花猕猴桃山地高产生态高效栽培技术。毛花猕猴桃干燥根为道地畲药白山毛桃根，具有抗肿瘤、抗氧化、降酶保肝、免疫调节、解热镇痛等作用。近年来用量逐年加大。在收集野生种质资源与生境调查的基础上，在选址原则和空气、水、土壤等环境要求，种苗繁育、种苗繁育栽植时间、栽植密度和方式、栽后管理、病虫害防治、采收、包装、贮藏与运输等方面优化集成毛花猕猴桃山地生态高效栽培技术。

4.4 浙西南 5 种地产中药材质量研究评价

4.4.1 灵芝活性成分和 4 种重金属含量分析与评价

4.4.1.1 灵芝活性成分测定与评价

对丽水 10 批灵芝子实体和 6 批灵芝孢子粉进行了中灵芝烯酸 D、多糖测定。灵芝多糖采用蒽铜-硫酸法制备待测样品，照紫外-分光光度法，在 625nm 波长处测定吸光度。以吸光度为纵坐标，浓度为横坐标，绘制标准曲线。回归方程为 $Y = 0.0396X + 0.03523$，$R^2 = 0.9981$，浓度在 $2.30 \sim 13.8\mu g/mL$ 范围内线性关系良好。样品测量结果显示，灵芝子实体的多糖含量均达到《中国药典》2015 年版 "不低于 0.5%" 的标准要求，灵芝孢子粉也达到《浙江省食品药品监督管理局关于修订灵芝孢子粉炮制规范的通知》（浙食药监注〔2014〕20 号文件）的要求，远超过 "不得少于 0.80%" 的限度要求（表 3-2），表明丽水市龙泉产灵芝孢子粉多糖含量较高。

表 3-2 灵芝和灵芝孢子粉多糖含量 （$n = 2$）　　　　单位:%

No.	多糖	No.	多糖
1	0.4935	9	0.6019
2	0.5042	10	0.5122
3	0.5664	11	1.9234
4	0.5391	12	1.9386
5	0.7264	13	1.7993
6	0.5937	14	1.9866
7	0.7631	15	1.9904
8	0.5069	16	2.0906

注：11~16 为灵芝孢子粉。

灵芝三萜酸含量： 采用高效液相色谱法测定，色谱柱为 Agilent-SB C18（250 mm×4.6 mm，5 μm），流动相为乙腈（A）- 0.1% 冰醋酸（B）（30：70），梯度洗脱（$0 \sim 20min$　A 的体积分数 30%→40%）体积流量为 1.0mL/min，柱温 30℃，检测波长为 254nm。分别以对照品的浓度（X）为横坐标，峰面积积分值（Y）为纵坐标，得灵芝烯酸 D、灵芝酸 B、灵芝酸 C_2 回归方程分别为 $Y = 7.9223X - 1.9942$，$r = 1.0000$；$Y = 3.7749X + 2.9632$，$r = 1.0000$；

$Y=2.8002X+0.1552$, $r=1.0000$. 结果表明，灵芝烯酸 D、灵芝酸 B、灵芝酸 C_2 分别在 0.0922~3.688 μg、0.1113~3.560μg、0.1113~3.562μg 内与峰面积呈良好的线性关系。对 14 批灵芝子实体中灵芝烯酸 D、灵芝酸 B、灵芝酸 C_2 的含量进行测定，结果显示，3 种成分以灵芝烯酸 D 含量最高，含量范围在 0.26~3.09mg/g 之间。灵芝酸 B、灵芝酸 C_2 含量相当，含量范围在 0.2~0.6mg/g 之间。考察灵芝菌盖与菌柄中上述 3 种成分的差异，结果显示灵芝烯酸 D 在菌柄中的含量普遍高于菌盖，灵芝酸 B、灵芝酸 C_2 无明显差异。采集的灵芝样品产地虽相同，但品种不同，其中 3#、5#、7#、9#、11# 均为不产粉型灵芝，其余为产粉型灵芝，可见不产粉型灵芝中上述 3 种成分含量差异性不大，产粉型灵芝中灵芝烯酸 D 含量明显高于灵芝酸 B 和灵芝酸 C_2（表 3-3）。

表 3-3　灵芝子实体中 3 种三萜酸的测定结果（$n=2$）　单位：mg/g

编号	灵芝烯酸 D	灵芝酸 B	灵芝酸 C_2
1	0.8307	0.2574	0.2494
2	0.9126	0.2539	0.2839
3	0.7798	0.6312	0.5898
4	1.5870	0.2112	0.4165
5	0.1917	0.2236	0.3037
6	0.6798	0.1925	0.3144
7	0.4780	0.2075	0.2167
8	0.5395	0.3732	0.2174
9	0.5955	0.3219	0.3546
10	1.5708	0.2528	0.3501
11	0.2603	0.1614	0.2392
12	0.8485	0.1290	0.2018
13	0.6458	0.2230	0.1879
14	0.5438	0.1681	0.1766

4.4.1.2　灵芝孢子粉中 4 种重金属含量测定与评价

利用原子荧光及原子吸收光谱法测定灵芝孢子粉中的 4 种重金属含量，灵

敏、高效、准确，按照食品标准，按《中华人民共和国药典》标准，所测 20
批灵芝孢子粉样品 As、Hg 含量均低于限度值、一个样品 Pb 含量超过药典标
准、7 个样品 Cd 含量超过药典标准（表 3-4）。按中国食品卫生标准关于 As、
Hg、Pb、Cd 的限度，20 个样品 As 含量均低于 0.5mg/kg、20 个样品 Hg 含量
全部超出限度、11 个样品 Pb 含量低于 0.5mg/kg、12 个样品 Pb 含量低于
1mg/kg、16 个样品 Cd 含量超过 0.2mg/kg。

表 3-4　20 批灵芝孢子粉中重金属含量　　　　单位：mg/kg

编号	砷	汞	铅	镉
1	0.143	0.040	0.464	0.177
2	0.225	0.039	1.648	0.551
3	0.221	0.035	0.355	0.145
4	0.342	0.037	1.012	0.200
5	0.336	0.033	小于 0.001	0.223
6	0.221	0.038	1.121	0.215
7	0.121	0.037	小于 0.001	0.649
8	0.123	0.042	小于 0.001	0.174
9	0.173	0.041	2.578	0.620
10	0.130	0.036	小于 0.001	0.278
11	0.166	0.039	小于 0.001	0.389
12	0.139	0.041	小于 0.001	0.218
13	0.221	0.036	小于 0.001	0.320
14	0.142	0.038	1.273	0.279
15	0.125	0.031	1.895	0.256
16	0.124	0.043	10.495	0.256
17	0.143	0.042	1.789	0.352
18	0.146	0.033	0.924	0.252
19	0.301	0.022	0.257	0.244
20	0.208	0.048	0.078	0.424

4.4.1.3　灵芝子实体中 2 种重金属含量测定与评价

取灵芝样品粗粉 0.2g 置聚四氟乙烯消解罐内，加硝酸 8.0mL，混匀，浸

泡过夜，置微波消解仪内进行消解，程序为：由室温经 5min 升至 120℃，保持 3min；经 10min 升至 150℃，保持 3 分钟；再经 5min 升至 180℃，保持 25min。消解完成后，内罐置电热板上缓缓加热赶酸至约 1mL，放冷，用 1% 硝酸溶液转移至 50mL 容量瓶中并稀释至刻度，即得供试样品。利用 AAS 方法测定样品中重金属元素 Pb、Cd 的含量。结果表明，灵芝子实体菌盖部分重金属含量与灵芝孢子粉差异较小，但菌柄中 Pb、Cd 含量均明显高于菌盖（表 3-5）。将两元素测定结果与《药用植物及制剂进出口绿色标准》限量进行比较，菌柄中 Pb 含量均超过 5.0μg/g 标准，而 3 批灵芝、4 批孢子粉中 Cd 含量均超过 0.3μg/g 的标准。可见本地灵芝子实体及孢子粉均应控制重金属 Cd 的含量，在栽培种植阶段应重点关注土壤及环境中 Cd 对灵芝的影响。

表 3-5　灵芝和灵芝孢子粉中重金属含量（$n=2$）　　　单位：mg/kg

No.	Pb	Cd	No.	Pb	Cd
1	0.4835	0.1754	2	8.448	0.2461
3	0.5214	0.1369	4	5.522	0.2168
5	0.0564	0.6842	6	16.14	1.8710
7	0.3417	0.7990	8	19.18	1.5980
9	0.6700	0.4676	10	1.706	0.3667
11	0.2089	0.6778	12	0.1960	0.2555
13	0.3662	0.6956	14	0.1908	0.2897
15	0.4217	0.3934	16	0.4127	0.3102

4.4.2　铁皮石斛活性成分和 2 种重金属含量分析与评价

4.4.2.1　铁皮石斛活性成分分析评价

采用国标方法完成 26 批铁皮石斛浸出物的检测，26 批样品的醇溶性浸出物含量在 7.0%～17.6% 之间，均高于《中华人民共和国药典》中"不得少于 6.5%"的要求。测定了铁皮石斛水溶性浸出物的含量，在 34.0%～64.9% 之间（表 3-6），含量较高，但水提液较黏稠，重复性及准确性欠佳。相比之下用乙醇作为提取溶剂更为适合；完成铁皮石斛中多糖含量的测定，26 批样品的多糖含量在 10.0%～53.4%，其中 1 个样品是生长 1 年的茎，9 月份采集，多糖含量较低，为 10.0%；另有 1 个样品是种植 7 年的茎，茎产量低，黏液少，多糖含量为 19.8%，此 2 批样品均低于《中华人民共和国药典》中"不得少于 25.0%"的要求，其余批次多糖含量在 25.8%～53.45%，均高于标准规定。结果说明铁皮石斛应在种植 3 年后采收为妥；完成铁皮石斛中甘露糖含量的测定，26 批样品的甘露糖的含量在 11.9%～35.7%，其中 1 个样品甘露糖的含量为 11.9%，因其为生长 2～3 年开花后的茎，叶已全部脱落，茎瘦小、柴性，甘露糖含量低于药典标准规定，其余批次甘露糖含量均在 13.0%～38.0%之间的国家标准范围内。开花后采集的样品甚少，不能从统计学上说明铁皮石斛应在开花前采收，但测定结果与铁皮石斛传统采收期为 11 月至翌年 3 月采收相符；完成铁皮石斛甘露糖与葡萄糖峰面积比值的检测，《中华人民共和国药典》2015 年版一部规定铁皮石斛甘露糖与葡萄糖峰面积比应为 2.4～8.0，26 批样品的检查结果为 1.3～5.4 之间，其中 13 批样品的检查结果低于 2.4，合格率为 50%，比值不合格一定程度上与采收季节有关。

表 3-6　26 批铁皮石斛浸出物、多糖、甘露糖含量测定结果　　单位:%

编号	浸出物	多糖	甘露糖	编号	浸出物	多糖	甘露糖
1	12.9	10.0	13.5	14	15.0	44.5	27.8
2	7.0	53.4	30.3	15	17.3	35.8	27.3
3	12.2	19.8	26.1	16	12.7	40.1	23.2
4	9.0	39.8	27.6	17	15.8	29.4	34.2
5	14.8	26.3	18.3	18	17.1	24.5	29.3
6	17.6	26.7	19.1	19	11.6	25.8	11.9
7	12.5	34.7	19.3	20	15.6	44.8	29.8
8	14.6	33.5	23.2	21	7.0	48.7	34.8
9	12.6	38.6	25.9	22	8.0	45.2	32.8
10	17.6	25.9	35.7	23	14.2	29.4	23.4
11	12.4	35.8	32.4	24	12.0	35.5	24.6
12	14.5	33.1	32.9	25	14.6	27.5	19.0
13	15.8	37.5	25.6	26	13.3	27.4	21.2

4.4.2.2　铁皮石斛中 2 种重金属含量测定与评价

取样品粗粉 0.2 g 置聚四氟乙烯消解罐内，加硝酸 8.0mL，混匀，浸泡过夜，置微波消解仪内进行消解，程序为：由室温经 5min 升至 120℃，保持 3min；经 10min 升至 150℃，保持 3min；再经 5min 升至 180℃，保持 25min。消解完成后，内罐置电热板上缓缓加热赶酸至约 1mL，放冷，用 1%硝酸溶液转移至 50mL 容量瓶中并稀释至刻度，即得供试样品。利用 AAS 方法测定样品中重金属元素 Pb、Cd 的含量。26 批样品中铅、镉均在国家标准的限度范围内，显示丽水产铁皮石斛中重金属的含量较低，此项安全指标全部合格（表3-7）。

表 3-7　配制标准溶液的元素种类及浓度　　　　　单位：$\mu g \cdot L$

元素	0	1	2	3	4	相关系数	回归方程
Pb	0	2.0	4.0	10.0	20.0	0.9972	$A = 0.1766C + 0.0207$
Cd	0	0.2	0.4	0.8	1.5	0.9988	$A = 0.1671C + 0.0078$

4.4.3　薏苡仁活性成分和 5 种重金属含量分析与评价

4.4.3.1　薏苡仁中甘油酸类成分测定与评价

精密称取甘油三油酸酯对照品适量，加流动相制成每 1mL 含 180μg 的对照样品溶液。取薏苡仁药材粉末（过三号筛）约 1g，精密称定，置锥形瓶中，精密加入流动相 50mL，密塞，称定重量，浸泡 2 小时，超声处理30min，放冷至室温，再称定重量，用流动相补足减失的重量，摇匀，用0.45μm 的微孔滤膜过滤，滤液即为供试品溶液。采用高效液相色谱法测定甘油三油酸酯的含量，流动相为乙腈-二氯甲烷（65：35），色谱柱为 AgilentXDB-C18（4.6×250mm，5μm），流速为 1.0mL/min，蒸发光散射检测器检测。缙云产薏苡仁中甘油三油酸酯含量也存在较明显差异，但均达到《中国药典》2010 年版中不低于 0.5% 的限度要求，仅 1 批低于 0.60%，且有 5批超出 1.0%（表 3-8）。任江剑等研究发现，福建产薏苡仁含量较高达到0.793%，在本次研究中，丽水缙云产薏苡仁含量仅 3 批低于 0.7%，显示缙云产薏苡仁质量优等。

表 3-8　丽水缙云薏苡仁中甘油三油酸酯的含量

编号	甘油三油酸酯（%）	编号	甘油三油酸酯（%）
1	1.03	8	0.97
2	0.60	9	0.98
3	0.94	10	1.00
4	0.75	11	0.55
5	0.70	12	1.25
6	0.67	13	1.25
7	0.78	14	1.08

4.4.3.2 薏苡仁中5种重金属含量测定与评价

采用原子荧光光谱法及原子吸收分光光度法分别测定不同产地薏苡仁中As、Hg及Pb、Cd、Cu的含量。各产地薏苡仁中含As、Hg、Pb、Cd、Cu最高分别为 1.04mg/kg、0.077mg/kg、1.11mg/kg、0.066mg/kg、6.24mg/kg（表3-9）。该方法灵敏、高效、准确，可用于薏苡仁的安全性评价。

表3-9　16批薏苡仁药材中重金属含量　　　　单位：mg/kg

No.	As	Hg	Pb	Cd	Cu
1	0.986	0.069	0.000	0.000	6.24
2	0.915	0.046	0.084	0.000	5.38
3	1.04	0.077	0.574	0.000	5.93
4	0.225	0.0059	1.11	0.066	4.99
5	0.067	0.018	0.860	0.052	3.27
6	0.101	0.073	1.11	0.046	3.41
7	0.095	0.016	1.07	0.000	6.09
8	0.117	0.015	0.903	0.012	5.20
9	0.089	0.022	0.258	0.0084	6.18
10	0.108	0.023	0.874	0.0027	4.56
11	0.094	0.024	0.473	0.012	2.00
12	0.088	0.022	0.099	0.0093	6.03
13	0.117	0.022	0.830	0.020	5.17
14	0.090	0.023	0.238	0.024	4.87
15	0.102	0.023	0.065	0.027	5.91
16	0.096	0.018	0.454	0.000	2.02

4.4.4 厚朴 β-桉叶醇含量分析方法研究与质量评价

取内标物 β-苯乙醇约0.3g，精密称定，置100mL量瓶中，用乙酸乙酯稀释至刻度，摇匀，制成1mL含 β-苯乙醇2.989mg的以 β-苯乙醇为内标物的内标溶液。取 β-桉叶醇对照品约12mg，精密称定，置40mL量瓶中，用乙酸乙酯稀释至刻度，摇匀，制成 1mL 含 β-桉叶醇 0.3013mg 的溶液，作为对照品储备液。取厚朴药材粉末（过 2 号筛）约 2g，精密称定，置具塞锥形瓶中，精密加入乙酸乙酯 25mL，密塞，称定重量，冷浸 1 小时，超声处理（功率 300W，频率 40kHz）30 分钟，放冷，再称定重量，用乙酸乙酯补足减失的重量，摇匀，滤过，精密量取续滤液 5mL 置 10mL 量瓶中，再精密加入内标溶液 1mL，用乙酸乙酯稀释至刻度，摇匀，过 0.45μm 滤膜，即得待测样品。采用色谱柱为 Zeborn ZB-WAX（60m × 320μm × 0.5μm）毛细管柱，柱温 200℃；氢火焰离子化检测器（FID），气化室温度 250℃；载气为氮气，流速 1.3mL/min，分流比 4∶1。结果显示：β-桉叶醇在 0.0151～0.2712mg/mL。该方法简便易行、快速准确、重现性好，可用于厚朴药材及饮片的质量控制。从检测结果发现，厚朴药材中 β-桉叶醇的含量明显高于厚朴饮片（表 3–10），因 β-桉叶醇在饮片炮制过程中有一定的损失；不同批次的厚朴饮片，其 β-桉叶醇含量差别较大，最高含量为最低含量 3 倍多，说明市场上药材的质量参差不齐，很有必要建立相应的标准来控制厚朴质量。由于样品数量有限，未能显示出不同地区的药材及饮片在含量上的异同。

表 3–10　厚朴中 β-桉叶醇的含量测定结果（$n=2$）

编号	品　种	来　源	批　号	含量（%）
1	姜厚朴	浙江康恩贝有限公司	130701	0.131
2	厚朴	浙江省云和县（采集）	140816	0.333
3	厚朴	浙江省龙泉县（采集）	141011	0.286
4	姜厚朴	浙江震元股份有限公司	140611	0.062
5	姜厚朴	浙江宇晨药业有限公司	14021003	0.108
6	姜厚朴	浙江英特中药饮片有限公司	1410100	0.215
7	姜厚朴	亳州宏宇中药饮片有限公司	140212	0.094
8	姜厚朴	安徽方氏中药饮片有限公司	1409009	0.097

4.4.5　地稔中没食子酸和槲皮素含量测定方法研究

运用显微鉴别法、薄层色谱法、高效液相色谱法分别对地稔的显微特征、指标性成分没食子酸、槲皮素进行定性定量测量。结果：没食子酸回归方程为

$Y=2\times106X+2.3026$，$R^2=0.9998$，槲皮素回归方程为 $Y=6\times104X+5.1521$，$R^2=0.9996$。没食子酸和槲皮素分别在 $0.0814\sim0.3260\mu g$、$0.0271\sim0.1360\mu g$ 内呈线性。并建立了较完善的地稔薄层色谱鉴别方法。液相色谱选择 254nm 为检测波长，以甲醇-0.4%磷酸溶液为流动相，用甲醇-15%盐酸（4∶1）作为提取溶剂能够将没食子酸、槲皮素分离。明确了畲药地稔质量控制功效成分含量：没食子酸含量为 $0.85\sim1.92mg/g$、槲皮素含量为 $0.24\sim0.33mg/g$（表3-11）。没食子酸和槲皮素为畲药地稔药材中的药理活性成分，研究表明该方法简便易行、准确、重复性好，可用于畲药地稔药材的质量控制。

表 3-11　地稔药材中没食子酸和槲皮素的测定结果（$n=3$）

批号	没食子酸（mg/g）	槲皮素（mg/g）
20100501	0.99	0.28
20100613	0.85	0.29
20100822	1.02	0.26
20110726	0.96	0.33
20110802	1.00	0.31
20110811	1.92	0.24

4.4.6　浙西南地产中药材灵芝三萜类成分指纹图谱研究

首次对灵芝建立特征图谱方法，通过高效液相色谱法同时对丽水产灵芝中灵芝酸 B、灵芝酸 C_2、灵芝烯酸 D 的含量进行测定，各特征峰与 S 峰的相对保留时间稳定，且运用指纹图谱软件计算相似度均在 0.93 以上。该方法与含量测定方法系统条件基本一致，采用甲醇回流法提取，操作简便、快速、稳定。通过 14 批灵芝子实体的测定分析，发现各特征峰相对峰面积有较大差异（表3-12），由特征图谱及各批次样品图谱可知，5、9、10、12、13 号色谱峰面积相对较大，相对峰面积 RSD 相对较小，其中 12 号峰为灵芝烯酸 D，其余 11 种成分虽然均因缺少对照品未能进行定量测定，但整体特征相似，相似度在 0.93 以上，说明相同产地培育的灵芝亦存在差异性，但同时也有较好的相关性。

表 3-12　14 批灵芝特征图谱共有峰相对峰面积

1	2	3	4	5	6	7	8	9	10	11	12	13	14	相对峰面积
0.117	0.073	0.151	0.394	0.110	0.097	0.077	0.073	0.042	0.117	0.078	0.057	0.058	0.051	82.57%
0.199	0.093	0.322	0.137	0.086	0.127	0.067	0.093	0.030	0.199	0.043	0.052	0.056	0.058	72.21%
0.522	0.391	0.383	0.880	0.435	0.261	0.383	0.391	0.120	0.522	0.174	0.233	0.257	0.278	50.59%
0.682	0.089	0.151	0.514	0.136	0.089	0.124	0.089	0.029	0.165	0.067	0.056	0.050	0.066	115.61%
0.210	0.120	0.334	0.221	0.186	0.341	0.156	0.120	0.132	0.210	0.137	0.134	0.130	0.160	39.71%
0.288	0.187	0.464	0.207	0.120	0.396	0.210	0.187	0.139	0.288	0.191	0.124	0.263	0.251	41.85%
0.410	0.408	0.419	0.320	0.435	0.396	0.552	0.408	0.858	0.410	0.717	0.532	0.432	0.639	30.12%
1.000	1.000	1.000	1.000	1.000	1.000	1.000	1.000	1.000	1.000	1.000	1.000	1.000	1.000	0
0.139	0.208	0.072	0.059	0.115	0.063	0.102	0.208	0.126	0.139	0.133	0.173	0.173	0.120	36.87%
0.358	0.507	0.206	0.188	0.399	0.228	0.569	0.507	0.667	0.358	0.536	0.552	0.524	0.613	35.02%
0.421	0.501	0.320	0.338	0.433	0.306	0.429	0.501	0.421	0.421	0.357	0.451	0.464	0.385	15.12%

5 主要技术创新

5.1 选育优良新品种1个，筛选优良种源12个

选育益母草优良新品种1个：益母草"浙益1号"，于2015年12月通过浙江省审定委员会办公室组织的中药材专家组审定。两年的小区品比结果表明："浙益1号"平均亩产量为1376.7kg/亩，比对照的1178.1kg/亩增产16.8%，比灵宝混合群的1298.0kg/亩增加6.1%。益母草中水苏碱含量3.12%，益母草碱含量0.228%。

筛选多花黄精优良种源3个：从浙江省及周边地区17个种源中筛选出3个优良种源，分别为产量丰产型优良种源浙江庆元种源，2年增产率173.1%，比17个平均含量（124.6%）高出38.92；多糖丰产型优良种源浙江磐安种源，多糖含量36.32%，比17个平均含量（22.21%）高出63.53%；皂苷丰产型优良种源浙江莲都种源，皂苷含量6.26%，比17个平均含量（3.77%）高出66.04%。

筛选野生马齿苋优良种源2个：从浙江丽水6个县（市区）的野生马齿苋种源中，采用UV法测定其多糖含量，对马齿苋种源进行评价，筛选出优良种源为JinY（多糖4.40%）和LongQ（多糖4.42%）。

筛选野生三叶青农艺性状优良种源6个：根据块根生长因子、叶生长因子、根系生长因子、根系副因子4个主成分，从21个种源中初筛出6个优良种源，分别为重庆綦江种源、广西乐业种源、广西田林种源、重庆梁平种源、湖南汝城种源、广西天峨种源，表现出叶片较大、茎粗壮、苗较高、根系发达、生长势良好、块根性状良好等特点。

筛选毛花猕猴桃优良株系1个：根据分支数、新梢总长、新梢数、新梢总叶数、坐果数、单果重、果实纵径、果实横径数值，综合评价浙西南10个野生毛花猕猴桃种源，筛选出03号株系为优良种源，其分支数、新梢总长、新梢数、新梢总叶数、坐果数、单果重、果实纵径、果实横径数值，分别达到8条、37.82 m、16条、321片、35个、22.3 g、5.484cm、2.782cm，为10个种源中最优。

5.2 研究创新7种林药复合经营模式与技术

研究提出了锥栗–石斛–多花黄精、活树–铁皮石斛、吊瓜–浙贝母、油茶

前胡、橘园-三叶青等林药复合经营高效模式和水稻-西红花粮药轮作模式。研究集成了吊瓜-浙贝母复合经营技术，每亩综合经济效益达到 1.2 万元，比套种前增加 10 倍；研究集成了上锥栗-中石斛-下黄精模式栽培技术，比锥栗-多花黄精复合经营模式每亩增加经济效益 0.8 万元，比未栽种增加 15 倍；研究集成了橘园-三叶青复合经营技术，该模式每亩增加经济效益 1.6 万元，比未套种三叶青前增加 7 倍；西红花-水稻轮作栽培模式每亩增加经济效益 2.5 万元，比未套种前增加 10 倍。制定并发布了 6 项丽水市地方标准。锥栗林下多花黄精复合经营技术（DB3311/T23—2014），铁皮石斛活树附生栽培技术规程（DB3311/T22—2014），山银花栽培技术规程（DB3311/T27—2015），鱼腥草栽培技术规程（DB3311/T58—2016），油茶林下套种前胡复合经营技术规程（DB3311/T28—2016），三叶青生产技术规程（DB3311/T53—2015）。

5.3　建立了丽产灵芝三萜类特征图谱

在研究评价了丽产 12 批灵芝孢子粉和 14 批灵芝子实体的灵芝多糖、3 种三萜类成分含量，丽产 26 批铁皮石斛多糖及甘露糖含量。首次建立了丽产灵芝三萜类特征图谱；明确了丽产铁皮石斛品质最好的采收时间为种植后第三年。

5.4　明确了畲药地稔功效成分测定方法

首次明确了畲药地稔指标性成分没食子酸、槲皮素的检测方法为薄层色谱鉴别方法。液相色谱选择 254nm 为检测波长，以甲醇-0.4% 磷酸溶液为流动相，用甲醇-15% 盐酸（4：1）作为提取溶剂能够将没食子酸、槲皮素分离。明确了畲药地稔质量控制功效成分含量：没食子酸含量为 0.85~1.92mg/g、槲皮素含量为 0.24~0.33mg/g。研究表明该方法简便易行、准确、重复性好，可用于畲药地稔药材的质量控制。

第四篇 技术专题报告

专题报告 1

不同地理种源多花黄精评价
及优良种源筛选

摘要：通过对 17 个不同地理种源的多花黄精进行产量和多糖含量、皂苷含量的测定与分析，结果表明：不同种源的多花黄精在产量上具有明显差异，种植 2 年的增产幅度为 90.7%~173.1%，平均增产率 124.58%。各种源之间多糖含量具有显著或极显著差异，17 个不同种源的多糖含量范围在 9.70%~36.32% 之间，多糖含量平均值 22.21%。浙江庆元种源、安徽青阳种源、浙江莲都种源、浙江安吉种源，种植 2 年的增产率均超过 150%，是丰产型优良种源；浙江磐安种源、浙江景宁种源、安徽青阳种源的多糖均超过 30%，是多糖丰产型优良种源。浙江景宁种源的多糖含量和 2 年增产率分别为 30.07% 和 140.5%，安徽青阳种源的多糖含量和 2 年增产率分别为 30.23% 和 164.5%，为多糖和产量兼优的综合型优良种源。以上筛选出的优良种源可作为今后选育新品种或优良品种的首选材料。

关键词：多花黄精；评价；种源筛选

多花黄精为百合科（Liliaceae）黄精属多年生草本植物，以根茎入药，具有补气养阴，健脾，润肺，益肾功能，用于治疗脾胃虚弱，体倦乏力，口干食少，肺虚燥咳，精血不足，内热消渴等症，对于糖尿病很有疗效。市场上黄精主要依赖于野生资源，品质差异大，人工栽培较少。本研究通过种质资源收集、物候生态特性观察、产质量评价等为品种选育及规范化栽培提供了研究基础，为黄精资源的合理应用提供科学依据。

1　供试材料

2012 年丽水市林业科学研究院收集浙江省地级市，丽水市各县（市、区），还有辽宁、湖北、安徽、云南等省份的多花黄精、黄精、滇黄精地理种源 19 个（表 1），每个种源 30 份。经鉴定，多花黄精 17 个、滇黄精 1 个、黄精 1 个，在百果园建立中药材黄精种质资源圃 1 亩，海拔 100m。试验材料来源于资源圃。黄精种质资源圃日常除草、施肥、遮阴实行统一管理。

表 1　多花黄精不同种源年产量测定

编 号	种 源	1 年增产率（%）	2 年增产率（%）
1	浙江莲都县	58.8	161.7
2	浙江青田县	35.5	113.1
3	浙江松阳县	40.6	110.2
4	浙江庆元县	59.4	173.1
5	浙江龙泉市	36.6	120.4
6	浙江磐安县	26.1	90.7
7	浙江遂昌县	32.3	115.7
8	浙江缙云县	48.9	142.8
9	浙江景宁县	47.2	130.5
10	浙江江山市	37.4	94.2
11	浙江天台县	41.5	113.3
12	浙江文成县	42.3	108.8
13	浙江淳安县	34.8	91.7
14	浙江安吉县	50.7	159.8
15	浙江新昌县	42.8	132.6
16	安徽青阳县	55.3	164.5
17	湖北赤壁市	34.2	94.7
	平 均	42.6	124.6
18	辽宁北票市	27.4	86.5
19	云南漾濞县	24.7	102.1

注："编号 18" 为黄精，"编号 19" 为滇黄精。

2 试验方法

2.1 产量测定

分别于 2012 年冬、2013 年冬、2014 年冬挖取黄精种质资源圃各种源所有地下茎,除去地上枯萎部分,洗净地下茎,晾干后称重(包括根系)。各种源另取新鲜地下茎 500g 用于多糖测定。

2.2 总多糖含量测定

地下茎取自黄精种质资源圃,每个种源鲜重约 500g,为 5 年生根茎。取黄精粉末 0.25g,精密称定,加入 80% 乙醇 150mL,80℃ 水浴回流提取 1h,过滤,取滤渣加入蒸馏水 150mL,100℃ 水浴回流提取 1h,过滤,取滤液定容至 250mL。采用蒽酮—硫酸法比色法,测定多糖含量。

2.3 总皂苷的含量测定

取黄精粉末 0.5g,精密称定,加入甲醇 25mL,80℃ 水浴回流提取 1h,过滤即得。采用香草醛—冰醋酸—高氯酸比色法,测定多糖含量。

3 结果分析

3.1 多花黄精 17 个不同种源产量测定与比较

多花黄精 17 个不同种源,种植 2 年的增产幅度为 90.7%~173.1%,总体平均增产率 124.58%,比种植一年的增产率提高了 82.0%,同种植 2 年的黄精增产率(86.5%)和滇黄精增产率(102.1%)相比,分别高出 38.1% 和 22.5%。17 个多花黄精种源中,2 年增产率高于总体平均数的种源有 7 个,从高到低依次为:浙江庆元 173.1%、安徽青阳 164.5%、浙江莲都 161.7%、浙江安吉 159.8%、浙江缙云 142.8%、浙江新昌 132.6%、浙江景宁 130.5%。增产最为明显的浙江庆元种源、安徽青阳种源、浙江安吉种源、浙江莲都种源,比种植 1 年的产量提高了 113.7%、109.2%、109.1% 和 102.9%,实现了翻番。

3.2 多花黄精 17 个不同种源多糖含量测定与比较

测定结果表明，多花黄精 17 个种源的多糖含量范围在 9.70%~36.32% 之间，多糖含量平均值 22.21%，各种源之间多糖含量具有显著或极显著差异。多糖含量最高的是浙江磐安种源（36.32%），是总体平均值的 1.64 倍，国家药典规定值的 3.63 倍。17 个种源中，多糖含量高出平均值的有 8 个种源，从高到低依次为：浙江磐安种源（36.32%）、浙江景宁种源（30.07%）、安徽青阳种源（30.23%）、浙江文城种源（29.99%）、浙江淳安种源（25.48%）、浙江江山种源（23.91%）、浙江天台种源（22.67%）、湖北赤壁种源（22.61%）。浙江景宁种源、安徽青阳种源、浙江文城种源与河北黄精不存在显著差异。

3.3 多花黄精 17 个不同种源皂苷含量测定与比较

测定结果表明，多花黄精 17 个种源的皂苷含量的范围为 2.40%~6.26% 之间，皂苷含量平均值 3.77%，各种源之间皂苷含量具有显著和极显著差异（表 2）。浙江莲都种源的皂苷含量居 17 个种源之首，为 6.26%，含量最低的为安徽青阳种源（2.40%）和浙江磐安种源（2.41%）。17 个种源中，皂苷含量高于总体平均值的种源有 8 个，从高到低依次为：浙江莲都种源（6.26%）、浙江青田种源（5.40%）、浙江景宁种源（5.27%）、浙江天台种源（4.70%）、浙江安吉种源（4.66%）、浙江遂昌种源（4.13%）、浙江龙泉种源（4.05%）、浙江新昌种源（3.81%）。

表 2 不同种源黄精中多糖与皂苷含量 ($\bar{x} \pm s$, $n = 3$)

编　号	种源地	多糖（%）	皂苷（%）
1	浙江省丽水市莲都区	9.70±0.29Gh	6.26±0.46Aa
2	浙江省丽水市青田县	10.44±0.61Gh	5.40±0.04Bb
3	浙江省丽水市松阳县	15.36±1.08Fg	3.19±0.28FGfg
4	浙江省丽水市庆元县	21.05±0.23Ef	3.20±0.16FGfg
5	浙江省丽水市龙泉市	21.07±1.24Ef	4.05±0.17Dd
6	浙江省金华市磐安县盘峰乡	36.32±1.42Aa	2.41±0.13Hi
7	浙江省丽水市遂昌桂洋林场	14.32±0.71Fg	4.13±0.07Dd

（续）

编　号	种源地	多糖（%）	皂苷（%）
8	浙江省丽水市缙云壶镇	21.21±0.44Ef	2.71±0.04GHhi
9	浙江省丽水市景宁县东坑	30.07±0.30Bc	5.27±0.21Bb
10	浙江省衢州市江山	23.91±1.24CDde	3.71±0.38DEde
11	浙江省台州市天台县石梁	22.67±0.97DEef	4.70±0.14Cc
12	浙江省温州市文成石垟林场	29.99±1.59Bc	3.43±0.19EFef
13	浙江省杭州市淳安县	25.48±0.80Cd	2.72±0.07GHhi
14	浙江省湖州市安吉县山川乡	21.42±0.99Ef	4.66±0.04Cc
15	浙江省绍兴市新昌县	21.77±0.89DEf	3.81±0.38DEde
16	安徽省池州市青阳县	30.23±1.15Bc	2.40±0.02Hi
17	湖北省赤壁市	22.61±1.23DEef	2.80±0.20GHghi
	平均	22.21	3.77
18	辽宁省北票市上园镇	32.22±1.00Bb	3.08±0.16FGfgh

注：同一列所注不同大小写英文字母分别表示新复极差测验1%和5%显著水平。

3.4　多花黄精17个不同种源的总体评价（表3）

作为首次从野生地理种源筛选的优良种质，考虑到没有对照的多花黄精品种，我们把达到或超过总体平均值作为评价优质种源的具体标准。

综合产量、多糖、皂苷3项指标进行评价：浙江景宁的种源为优良种源，其多糖含量30.07%、皂苷含量5.07%、种植2年增产率140.5%，是17个种源中唯一分别超过了各项总体平均值的地理种源。

综合多糖和产量2项指标进行评价：浙江景宁种源和安徽青阳种源为优良种源，浙江景宁种源的多糖含量和增产率分别为30.07%和140.5%，安徽青阳种源的多糖含量和增产率分别为30.23%和164.5%。

以单项指标进行评价：产量超过150%的丰产型优良种源有4个，分别为浙江庆元（173.1%），安徽青阳（164.5%），浙江莲都（161.7%），浙江安吉种源（159.8%）；多糖含量超过30%的丰产型优良种源有3个，分别为浙江磐安种源（36.32%）、浙江景宁种源（30.07%）、安徽青阳种源（30.23%）；皂苷含量超过5%的丰产型优良种源有3个，分别为浙江莲都种源（6.26%）、浙江青田种源（5.40%）、浙江景宁种源（5.27%）。

表3 多花黄精各种源总体评价

编号	种源地	≥总体平均值的情况			
		产量	多糖	皂苷	总次数
1	浙江莲都区	1	0	1	2
2	浙江青田县	0	0	1	1
3	浙江松阳县	0	0	0	0
4	浙江庆元县	1	0	0	1
5	浙江龙泉市	0	0	0	0
6	浙江磐安县	0	1	0	1
7	浙江遂昌县	0	0	0	0
8	浙江缙云县	1	0	0	1
9	浙江景宁县	1	1	1	3
10	浙江江山市	0	1	0	1
11	浙江天台县	0	1	1	2
12	浙江文成县	0	1	0	1
13	浙江淳安县	0	1	0	1
14	浙江安吉县	1	0	1	2
15	浙江新昌县	1	0	1	2
16	安徽青阳县	1	1	0	2
17	湖北赤壁市	0	0	1	1

注："1"超过平均值，"0"未超过平均值。

4 结论与讨论

4.1 多花黄精17个不同种源的增产率差异显著

不同种源的多花黄精在产量上具有明显差异，17个不同种源多花黄精种植2年的增产幅度为90.7%～173.1%，总体平均增产率124.58%，比种植一年的增产率提高了82.0%，同种植2年的黄精和滇黄精相比，分别高出38.1%和22.5%。2年增产率高于总体平均数的种源有7个，从高到低依次为：浙江庆元173.1%、安徽青阳164.5%、浙江莲都161.7%、浙江安吉种源159.8%、浙江缙云142.8%、浙江新昌132.6%、浙江景宁130.5%。增产最为明显的浙江庆元种源、安徽青阳种源、浙江安吉种源、浙江莲都种源，比种植1年的产量提高了113.7%、109.2%、109.1%和102.9%。

4.2   多花黄精17个不同种源的多糖含量差异显著

多花黄精17个不同种源的多糖含量范围在9.70%~36.32%之间，多糖含量平均值22.21%，各种源之间多糖含量具有显著或极显著差异。17个种源中，多糖含量高出平均值的有8个种源，从高到低依次为：浙江磐安种源（36.32%）、浙江景宁种源（30.07%）、安徽青阳种源（30.23%）、浙江文城种源（29.99%）、浙江淳安种源（25.48%）、浙江江山种源（23.91%）、浙江天台种源（22.67%）、湖北赤壁种源（22.61%）。

4.3   多花黄精17个不同种源的皂苷含量差异显著

多花黄精17个种源皂苷含量的范围为2.40%~6.26%之间，皂苷含量平均值3.77%，各种源之间皂苷含量具有显著和极显著差异。17个种源中，皂苷含量高于总体平均值的种源有8个，从高到低依次为：浙江莲都种源（6.26%）、浙江青田种源（5.40%）、浙江景宁种源（5.27%）、浙江天台种源（4.70%）、浙江安吉种源（4.66%）、浙江遂昌种源（4.13%）、浙江龙泉种源（4.05%）、浙江新昌种源（3.81%）。

4.4   多花黄精17个不同种源总体评价

根据中国药典的规定和生产实际，综合多糖和产量两项指标，浙江景宁种源的多糖含量和增产率分别为30.07%和140.5%，安徽青阳种源的多糖含量和增产率分别为30.23%和164.5%，为多糖和产量兼优的综合型优良种源。浙江庆元种源、安徽青阳种源、浙江莲都种源、浙江安吉种源，是产量丰产型优良种源；浙江磐安种源、浙江景宁种源、安徽青阳种源的多糖均超过30%，是多糖丰产型优良种源；浙江莲都种源、浙江青田种源、浙江景宁种源的皂苷含量均超过5%，是皂苷丰产型优良种源。以上筛选出的优良种源可作为今后选育新品种或优良品种的首选材料。

专题报告 2

浙江丽水不同产地马齿苋
多糖含量测定与比较

摘要：收集了浙江丽水 6 个县（市、区）的马齿苋种源，在单因素考察的基础上，确定了马齿苋多糖的最佳回流提取工艺，然后采用硫酸-苯酚法在 490nm 处测定不同地区马齿苋多糖的含量。结果表明：丽水 6 个县（市、区）的马齿苋多糖含量差异性显著。

关键词：马齿苋；多糖；不同产地；浙江丽水；研究

中药马齿苋为马齿苋科植物马齿苋 *Portulaca oleracea* L. 的干燥地上部分。而其嫩茎叶是人们喜食的野菜之一，被认为是野菜中酸味系统的代表，具有很高的营养保健功能。据《中国药典》（2010 年版）记载，马齿苋具有清热解毒，凉血止血，止痢等功效。可用于热毒血痢、痈肿疔疮、湿疹、丹毒、蛇虫咬伤、便血、痔血、崩漏下血。

马齿苋多糖具有抗肿瘤、抗衰老、降血糖、抗病毒等多种药理活性，是马齿苋中重要的有效组分。但是马齿苋分布范围广，有效成分容易受到遗传信息、气候、地理等生态因素影响而发生变化。为了筛选和培育产量高、多糖含量高的马齿苋品种，本文在收集了浙江丽水 6 个县（市、区）的马齿苋种源之后，采用 UV 法测定其多糖含量，为进一步筛选马齿苋优良种源，开发马齿苋相关产品奠定了基础。

1　材料与方法

1.1　实验仪器与试药

UV-2401PC 紫外可见光分光光度计（Shimadzu）；BP121S 电子天平（德国 Sartorius 公司）；D-无水葡萄糖（由中国药品生物制品检定所提供，批号 110833-200904）；水为重蒸水，硫酸、苯酚等其他试剂均为分析纯，为浙江中星化工试剂有限公司生产。

1.2　药材来源

药材分别采自浙江丽水的缙云县、莲都区、龙泉市、青田县、松阳县和云和县等 6 个地区，经鉴定为马齿苋。

1.3　标准曲线制备方法

精密称取无水葡萄糖 30.1mg，置 100mL 容量瓶，加蒸馏水定容至刻度，精密量取葡萄糖溶液 0.5、1、2、3、4、5mL，置 10mL 容量瓶中，加水定容至刻度，再分别精密量取 1mL 葡萄糖溶液，加水 1mL，混匀，精密加入 5% 苯酚溶液 1mL，摇匀，迅速精密加入硫酸 5mL，摇匀，放置 10mL，置 40℃ 水浴保温 15min，取出，迅速冷却至室温。以相应溶剂为空白，照紫外-可见分光光度法（《中华人民共和国药典》2010 年版），在 490nm 的波长处测定吸光度，以吸光度为纵坐标，葡萄糖重量（μg）为横坐标，建立吸光度值与葡萄糖重量之间的标准曲线。

1.4　供试品制备方法

取马齿苋粉末适量，精密称定，加入 30 倍乙醚回流提取 1h，过滤，挥干乙醚。然后再加入 30 倍 80% 乙醇回流提取 1h，过滤，烘干，再分别加入适量水溶液，称重。回流提取一定时间，补足损失的重量。过滤，分别吸取过滤液适量，加水补足至 2mL，摇匀，加入 1mL 5% 苯酚溶液，摇匀，再加入 5mL 浓硫酸，摇匀，在室温下静置 10min，再在 40℃ 水浴放置 15min，取出，马上冷却至室温。在 490nm 处测定吸光度值，然后依据 1.3 项下的标准曲线计算多糖含量。

2　结果与分析

2.1　葡萄糖标准曲线的建立

绘制标准曲线为 $y = 0.006x + 0.1206$（$R^2 = 0.9993$）。结果见表 1 和图 1。因此，葡萄糖重量在 15.05~150.5μg 范围内，葡萄糖重量与吸光度线性关系良好。

表 1　葡萄糖多糖标准曲线

葡萄糖重量（μg）	15.05	30.1	60.2	90.3	120.4	150.5
ABS	0.207	0.307	0.475	0.654	0.853	1.012

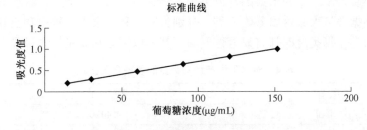

图 1　葡萄糖多糖标准曲线

2.2　液料比对马齿苋多糖含量的影响

考察了加水量为 15 倍、30 倍、45 倍和 60 倍时对马齿苋多糖提取的影响，结果见表 2。当液料比为 60 倍时，多糖含量最高，但是液料比为 30 的多糖含量相差不大，考虑到节约溶剂，选择液料比为 30 作为提取溶剂用量。

表 2　液料比考察（n=3）

液料比	多糖含量（%）
15	4.08±0.03
30	4.27±0.05
45	4.29±0.07
60	4.30±0.06

2.3　提取时间对马齿苋多糖含量的影响

考察了回流提取时间为 1、2、3h 和 4h 时对马齿苋多糖提取的影响，结果见表 3，当提取时间为 3h 时，多糖含量最高，因此，选择提取时间为 3h。

表 3 提取时间考察（$n=3$）

提取时间（h）	多糖含量（%）
1	3.83±0.07
2	4.07±0.08
3	4.30±0.04
4	4.26±0.07

2.4 浙江丽水不同产地马齿苋的多糖含量比较

按照 1.4 项下确定的供试品制备方法，分别测定从丽水的缙云、莲都、龙泉、青田、松阳、云和采集的马齿苋中多糖含量，结果见表 4。丽水不同产地马齿苋多糖含量大致可以分为三类，分别为缙云和龙泉类、青田和云和类、莲都和松阳类，每类之间都有显著性差异，其中以缙云和龙泉类含量最高。

表 4 丽水不同产地马齿苋的多糖含量比较

产　地	多糖含量（%）
缙云	4.40±0.02A
莲都	4.07±0.04C
龙泉	4.42±0.05A
青田	4.26±0.04B
松阳	4.13±0.02C
云和	4.26±0.02B

注：不同字母表示多糖含量有显著性差异（1%）。

3 结 论

研究表明，提取液料比 60 倍，回流提取时间 3h，马齿苋多糖得率最高，达 4.42%。丽水不同产地马齿苋多糖含量有显著差异，分别为缙云和龙泉类、青田和云和类、莲都和松阳类，每类之间都有显著性差异，其中以缙云和龙泉类含量最高。

专题报告 3

林下套种多花黄精标准化
高效栽培技术

摘要：多花黄精喜阴，药食同源，营养药用价值很高。其市场需求量逐年增加，药材供不应求，急需人工培育。作者在试验研究基础上，结合生产实践，总结提出了锥栗林、板栗林、杉木林、竹林等林下套种多花黄精标准化高效栽培技术。核心技术包括调整林分透光率、根茎平摆倒种、密植深栽、覆盖种植、打顶摘蕾、生态施肥用药、精准采收及种植带与生态保护带的合理配置等独特技术。利用该技术，种植第一年可增产 80%~90%，比常规种植法提高 10%左右，且每段种茎具有 2~3 个粗壮有力的新芽，为以后的丰产打下了物质基础。

关键词：多花黄精；林下套种；栽培技术

　　多花黄精 *Polygonatum cyrtonema*，俗名千年运、九蒸姜、九蒸九晒、龙衔等，为百合科黄精属多年生草本，药食同源植物。《中国药典》规定，中药材黄精以滇黄精 *P. kingianum*、黄精 *P. sibiricum*、多花黄精的干燥根茎入药。《中国药材商品学》记载，3 种黄精中以多花黄精质最优。野生多花黄精在浙江、福建、广东、广西等省份均有分布，一般生于林下、中灌丛或山坡阴处。

　　药材黄精具有极高的营养药用价值，市场前景非常广阔。目前，全国黄精药材需求量在 5000~10000t，大多是野生黄精。随着黄精需求量的增大和野生药材资源量的减少，近年来黄精药材价格越来越高。2014 年，新鲜黄精已涨到 15~20 元/kg，是几年前的 3~5 倍。

　　2013 年，丽水市林业科学研究院在庆元县建立了 200 亩的示范基地。

2014年现场测定第一年增产80%~90%，且每段根茎具有2~3个粗壮有力的新芽。1亩锥栗林套种多花黄精3000株，种植3~4年采收，可产干黄精340~680kg，按目前50元/kg计算，新增产值约1.7万~3.4万元，加上锥栗，年均亩产值可达7660~10500元，效益显著。现根据近年来取得的科研成果与生产实践，总结提出林下多花黄精套种栽培技术。

1　栽培环境选择

栽培多花黄精，应严格按照《中药材生产质量管理规范》（GAP）的规定选择栽培环境。其中：栽培地土壤质量和空气质量应达到国家二级标准，灌溉水应符合农田灌溉水质量标准。除此之外，套种林分应无严重病虫害，林下空间便于耕作，透光率可控制在30%~40%之间，且土壤疏松肥沃，土壤酸碱度呈中性或偏微酸性，坡度≤25°。如锥栗林、板栗林、杉木林、毛竹林等。

2　林分透光率调整

种植前，将林分中的老枝、病枝、弱枝和机械损伤枝清理干净。透光率低不足30%的，锥栗（板栗）林通过整枝、杉木林结合抚育间伐、竹林通过竹龄结构调整等人工措施将透光率调整到30%~40%。同时，清理林地上的灌木、杂草、藤本、枯枝等杂物，准备好焦泥灰或草木灰。

3　种植带整地

种植带宽1.2m左右，长度根据地形合理安排，水平带状整地，土壤深翻20cm，耙细。两条相近的种植带之间，保留宽50cm左右的生态保护带，不予整地，只清理地面上的灌木、杂草、藤本、枯枝等杂物。原来建有水平带的，带外侧30cm范围内不予整地。整地前每亩撒施生石灰150kg进行土壤杀菌。这项工作应在10月底前完成。

4　种茎选择

目前多花黄精还没有栽培品种，主要用野生根茎或人工驯化栽培的根茎来繁殖。丽水市林业科学研究院根据研究成果及生产实践提出了多花黄精种茎分级标准（表1）。一定要选择有健壮萌芽、无病害、无腐烂的根状茎作为种茎。为了节省种茎，种植前先将根茎切成段，每段2节并至少有1个健壮萌芽，切口用草木灰涂抹后种植，或浸入波尔多液（1∶1∶100）中1~2s等药液晾干后种植。注意不要选用长梗黄精的根茎作为种苗。

多花黄精与长梗黄精的主要区别：①叶背面手感不一样，手摸多花黄精叶背光滑、无毛，而长梗黄精叶背有毛、手感粗糙；②花序梗的长度不一样，多花黄精的花序梗粗、短，长梗黄精的细、长。

表1　多花黄精种茎分级标准

等　级		分级标准
合格苗	一级苗	根茎1~2节，粗壮，重60g以上；健壮萌芽2个；无病斑，无腐烂
	二级苗	根茎1~2节，较粗壮，重40~59g；健壮萌芽1个；无病斑，无腐烂
	三级苗	根茎1~2节，较粗壮，重20~39g；健壮萌芽1个；无病斑，无腐烂
不合格苗		根茎1~2节，细小，重20g以下；无健壮萌芽；有病斑或有腐烂

5　开沟种植

常规种植法：条播或穴播，条播按行距30~40cm，开好繁殖沟，株距20~25cm，沟深8~10cm；穴播按株行距30cm×40cm挖穴，穴深8~10cm。种前，一定要施足基肥，这样既可为高产打下基础，又可为来年的抚育管理节省成本。一般情况下，每株施入腐熟有机肥0.25~0.50kg、钙镁磷肥15~20g，施入的基肥要与土充分拌匀。

平摆倒种法：与常规种植法相比，主要技术为种茎倒种、适当深栽、合理密植。具体如下：条播，行距30~35cm，播种沟深10cm左右、宽15cm左右；根茎平放、芽头朝下，段与段之间间隔20~25cm，覆土高出泥面2~3cm，浇水再覆盖芒草等。采用平摆倒种法第一年产量可提高80%~90%，比常规种植提高10%左右，每段根茎具有2~3个粗壮有力的新芽，为夺取丰产打下了物质基础。

根茎随挖随种。种植时，将多花黄精根茎放入沟或穴中，芽头向上，覆土并高出泥面2~3cm，上面覆盖稻草、茅草、废菌棒、竹屑等，浇水。种植时应把大小基本一致的根茎种植一起。坡度太陡的地方不宜套种。

6 打顶摘蕾

用稻草等覆盖后，来年春季杂草较少。因此，除草、去顶、摘蕾和施肥可在开花前后这一时段进行。多花黄精一般在 4~5 月开花，低海拔早，高海拔迟。

每年春季待多花黄精长出地面高 50cm 时，结合除草进行去顶，同时摘除陆续绽放的花蕾和花朵，以促进地下茎的生长。

7 肥水管理

去顶、摘蕾后，及时给多花黄精施 1 次追肥，以加快地下茎的生长。可施有机无机复混肥（总养分≥30%，有机质含量≥20%），每株施 10~20g。有条件的地方可进行测土施肥，根据土壤养分监测结果，合理配制有机肥与化肥混合的自制肥料。肥料施在行与行间，不要离植株太近。锄草、松土宜浅，避免伤及黄精地下根茎。

黄精喜湿，但怕积水。因此，雨季要及时排水，避免因积水造成多花黄精烂根。人工灌溉条件较好的地方，干旱季节应及时进行浇灌或喷灌，保持土壤湿润；无法进行人工灌溉的，种植时应适当深栽。

8 病虫害防治

目前，多花黄精的病虫害较少，偶有蚱蜢和叶斑病的危害。蚱蜢一般在春季危害幼苗，不严重，可人工捕捉或用嫩叶蔬菜制成毒进行诱杀。叶斑病可选用波尔多液 1∶1∶100~500（无安全间隔期）或 65%代森锌（安全间隔期 21天）可湿性粉剂 500~600 倍液喷洒，每 7 天 1 次，连续 2~3 次。

9 精准采收

栽后第 3 年至 4 年秋季，植株叶片完全脱落时为最佳采收期。在阴天或晴天挖取带土黄精根茎。

采收后，将新鲜根茎除去残存植株和烂疤，用清水把泥沙洗净后，置高压蒸锅内蒸30~40分钟，取出后除去须根，反复揉捏，晒干或烘干。干燥根茎分级后，采用食品级材料密封包装，置于阴凉、通风、干燥处贮藏待售。丽水市林业科学研究院研究人员根据《国家药典》的规定和《中国药材商品学》的相关描述，结合生产实践，提出了多花黄精干燥根茎分级标准（表2）。

表2　多花黄精干燥根茎分级标准

等　级		分级标准				
		外　观	表面色泽	气　味	多糖含量	含水量
合格品	一级	姜形，无虫眼、无烂疤，断面黄润	色黄白	味甜	21%以上	≤15%
	二级	姜形，虫眼和烂疤少量，断面黄润	色黄白	味甜	15%~20%	≤15%
	三级	姜形，虫眼和烂疤少量，断面黄润	色黄白	味甜	7%~14%	≤15%
不合格		虫眼和烂疤部分≥30%，断面黑色	色黑为主	味苦	6.9%以下	>15%

专题报告 4

活树附生栽培铁皮石斛技术

摘要：铁皮石斛为传统名贵中药材，具有滋阴、厚胃等功效。丽水市是铁皮石斛自然分布区，产业发展呈逐年增长态势。现根据近几年科研成果和生产实践，总结铁皮石斛活树附生栽培条件、栽培管理、采收与贮藏等技术，以指导活树附生铁皮石斛规范化生产。

关键词：铁皮石斛；活树附生；技术

铁皮石斛为兰科多年生附生草本植物。以茎入药，具有益胃生津、滋阴清热的独特疗效。加工后扭成螺旋状或弹簧状，再经晒干或烘干后的商品名称为"铁皮枫斗"，居"中华九大仙草"之首。现代药理研究证明，铁皮石斛具有增强免疫力、消除肿瘤、抑制癌症等作用，对咽喉疾病、肠胃疾病、白内障、心血管疾病、糖尿病和抗肿瘤具有显著疗效，特别是对人体肺癌细胞具有极大的抑制作用。1亩公益林100株活树附生栽培铁皮石斛5000丛，种植后第2年采收，采收期6年，每年1株树可采收铁皮石斛鲜条0.4kg左右，按目前市场价750元/kg计算，年亩产值6万元左右。

1 栽培条件选择

宜选择郁闭度0.6~0.7、生长健康、补水方便的林分。树干应选大小适中、树皮纵裂、不会自然掉皮的树种作为栽培铁皮石斛的附主，如香樟、杜英等。气候温暖湿润，空气相对湿度大于70%，年平均温度在18~24℃，绝对最低气温≥-6℃，年降水量1000mm以上。栽培地空气、土壤等栽培环境条件应达到国家二级标准。

2　林地清理

栽培前，清除林地表面灌木、杂草及附着于树干的苔藓、地衣等杂物，并将林分郁闭度控制在 0.6~0.7 之间。

3　种苗选择

选择抗寒性强、多糖含量高、高产稳产、无严重病害的铁皮石斛种苗。一般选择经炼苗一年后抗逆性好的种苗进行栽培。

4　附生栽培

栽培时间 3~5 月。围绕树干自下而上一圈一圈地捆绑种植，上下圈间隔 35cm 左右，每圈至少 3 丛，丛距 8cm 左右，每丛 3~5 株。捆绑时，用无纺布或稻草自上而下呈螺旋状缠绕铁皮石斛的根系，露出茎基。同时，可把部分茎条贴树捆绑，促进茎条高芽萌发。

5　水肥管理

种植后，每天喷水雾 1~2 次，每次 1~2h。夏天高温干旱天气，应增加喷雾次数和时间，把栽培环境相对湿度控制在 75%~90%。种植 2 周后，可叶面喷施 1 次 KH_2PO_3（1000 倍液），此后每两周再喷施 1 次。新叶上出现黄叶时，喷施花多多（1000 倍液）。

6　越冬管理

10~11 月，开始对铁皮石斛进行抗寒性锻炼，减少喷水次数（每半个月喷 1 次水），停施叶面肥，逐渐降低湿度。12 月至翌年 2 月，停水停肥。

7　病虫害防治

根据 GB 4285、GB/T 8321 和《中药材生产质量管理规范》（试行）的规定，病虫害发生初期，采用人工、物理防治措施，在不能有效控制病虫害的情况下，优先选用生物农药和高效广谱、低毒低残留的农药，不同的农药相互搭配使用，以增强防治效果。铁皮石斛主要病虫害及防治方法见表1。

表1　铁皮石斛主要病虫害防治方法及安全间隔期

病虫害	危害对象	防治方法	防治办法	安全间隔期
炭疽病	铁皮石斛	化学防治	75%百菌清800倍液叶面喷雾。一般每7天喷1次，连续喷2~3次	≥15天
白绢病	铁皮石斛	物理防治	发现病株立即拔除，并用生石灰粉处理病穴	
		化学防治	50%福多宁可湿性粉剂3000倍液叶面喷雾。一般每7天喷1次，连续喷2~3次，着重喷植株基部及四周地面	
煤污病	铁皮石斛	化学防治	50%多菌灵800~1000倍液叶面喷雾1~2次	≥7天
蜗牛和蛞蝓	铁皮石斛	综合防治	在铁皮石斛苗木栽种前，在树周围撒适量石灰，树干离地至50cm左右处涂上石灰水；在清晨，阴天或雨后及时人工捕杀	无

8　采收与保鲜

8.1　采收

栽培后第2年开始采收，共可采收5年。采收时间为每年12月至开花前，最佳采收时间为花蕾开花前。栽培后第2~5年，采收2年生萌蘖。栽培后第6年，采收全草。

8.2　贮藏

采收后，剔除破损及被病虫等污染的鲜条，用生活饮用水洗净，晾干。合格品用PVDC（聚偏二氯乙烯）袋密封包装，置于0~4℃低温、避光环境贮藏。

专题报告 5

吊瓜-浙贝母复合经营技术

摘要：浙贝母为多年生草本，浙八味之一，具有清热化痰、镇咳之功效。根据浙贝母喜欢温暖凉爽气候环境及出苗、采收等生物学特性，在选地整地、种苗选择、栽种方法及水肥管理病虫害防治等方面优化集成吊瓜下套种浙贝母的复合经营技术，以指导活树附生铁皮石斛规范化生产。试验表明，该模式种植一年浙贝母产量可达 825kg，按市场价计算，亩产效益可上万元。

关键词：吊瓜；浙贝母；复合经营；技术

吊瓜 Trichosanthes kirilowii Maxim 又名栝楼。浙贝母 Fritillaria thunbergii 为浙八味之一，喜欢温暖、凉爽的气候环境，10 月份播种，2 月份出苗，4 月份气温接近 30℃左右开始遮阴，药材 5 月份采收，适合在吊瓜田里套种。采用条播，直茎 2cm 大的鳞茎，行株距 15cm，每平方米约 0.75kg 的种子。两年一轮作。

田间试验表明，1 月初播种的浙贝母产量一年增殖率为原种的 3.3 倍，种植一年浙贝母产量可达 825kg，按目前药材采购价每千克 26 元计算（统货），除去种苗费、化肥农药费、采收雇工费，亩净增效益 6400 多元。据磐安县经验，播种时间提前到 10 月份，效益可上万元。

吊瓜下套种浙贝母，第一年成本每亩需 15000 元左右，其中种子费 12500 元。吊瓜田只要水源充足、施足基肥、适当密植、适时追肥，套种浙贝母就能获得高产高效。丽水全市吊瓜地有 2751 亩，如果全部套种浙贝母，可增加产值 2000 多万元。

1　选地整地

选择排灌方便、土壤深厚、富含腐殖质、疏松肥沃的沙壤土种植，过黏或过沙的土壤均不宜栽植。选好地后，每亩施腐熟厩肥或堆肥 2000~3000kg 作基肥，翻 20~30cm 厚土层，耕细整平，做成高畦，畦宽 1.5~2m，畦沟宽 33cm，深 13~16cm，排水通畅。

2　种苗选择

生产上利用鳞茎繁殖。浙贝母分为种子鳞茎和商品鳞茎。商品鳞茎经初加工后作为中药材出售，种子鳞茎用来繁殖。选择种子鳞茎的要求是：没有损伤、没有腐烂、一般具 2 个芽、直径为 3~5cm、每千克为 31~40 个种鳞茎。

3　栽种方法

一般在 9 月下旬至 11 月中旬下种。种植深度一般在 6~8cm，鳞茎大的可深些，鳞茎小的宜略浅，种后铺一层稻草。鳞茎直径 4~5cm，行株距 20cm×（13~16）cm。鳞茎直径 3~4cm，行株距 18cm×13cm。鳞茎直径 2~3cm，行株距 16cm×12cm。鳞茎小于 2cm，行距 14cm 左右条播。

4　除草施肥

一般栽后半个月浅锄（除草）1 次。翌年 2 月中下旬幼苗出齐后，适当深锄 1 次。植株长大后仍需人工拔草。拔草时勿损伤贝母茎、叶，影响鳞茎生长。施肥 2 次。第一次施苗肥，在齐苗后，每亩施硫酸铵 10~15kg；第二次季花肥，3 月中下旬摘花后进行，每亩施硫酸铵 15kg。

5　水分管理

保持土壤湿润，严防田间积水。

6　摘　蕾

在浙贝母刚出现花蕾时（一般在 3 月中下旬），摘去花蕾。

7　病虫害防治

7.1　贝母干腐病

选用无病种贝和无病土地。利用夏季高温采用地膜覆盖 20 天左右，杀死土壤中的线虫、螨、地下害虫及病菌等。播种前种鳞茎用 50% 多菌灵可湿性粉剂 1000 倍液浸泡 10~15min，捞起晾干后播种，起到杀菌作用。

7.2　贝母黑斑病

喷洒 1∶1∶100 波尔多液或 50% 扑海因 500 倍或多抗毒素 100~200 单位淡，每隔 10 天左右喷洒 1 次，连续喷几次。

7.3　蛴　螬

蛴螬为金龟甲幼虫。成虫防治可人工捕杀或黑光灯诱杀；或发现成虫取食贝母叶片时，喷辛硫磷乳油 1500 倍液。在成虫羽化盛发期，喷洒 50% 辛硫磷乳油 500~800 倍液，以浇水后喷洒效果最好。

8　采收加工

在地上部分枯萎时采收，一般为 5 月上中旬。收获时，选晴天从畦一端顺次逐行采挖，切勿损伤鳞茎。

9　贮　藏

浙贝母易虫蛀，受潮后发霉、变色。贮藏应置干燥通风处，防霉、防蛀。贮藏期间应保持干燥。

专题报告 6

不同种源三叶青农艺性状研究

摘要： 对全国 21 份野生三叶青种质资源进行生物学特性、扦插成活率与农艺性状考查，结果表明，不同种源三叶青生物学特性、扦插成活率与农艺性状存在显著差异，21 份种源三叶青异地扦插平均成活率为 69.7%，重庆与广西种源三叶青农艺性状表现优于浙江、江西、福建等种源；9 个农艺性状简化为 4 个主成分，累计贡献率达 90.6%；21 个种源可以划分为 4 个类群，其中第 Ⅰ 类群与第 Ⅱ 类群三叶青农艺性状表现较好。通过叶片有无柔毛、茎形状与块根表面是否光滑等特性可初步区分浙江、湖南、湖北三叶青与广西、重庆等地三叶青；从农艺性状看，三叶青优良种质可优先在重庆、广西等种源中筛选；从供试的 21 个种源中，初步筛选出 6 个农艺性状表现良好的种源。

关键词： 三叶青；种源；农艺性状

1 材料与方法

1.1 供试材料

2013 年 4~5 月，收集浙江、江西、广西、湖北、湖南、福建、重庆等地三叶青野生资源 21 份，样本地上部分取茎条剪成 10~15cm 插条，每个处理 100 株，全部扦插栽培于丽水市农业科学研究院中药材资源圃，地下块根洗净晾干，待用。原植物由丽水市农业科学研究院程文亮研究员鉴定为葡萄科植物三叶崖爬藤。

1.2 试验方法

扦插后统计各种源三叶青扦插苗成活率，观察生物学特性。每个种源随机取块根15个，将块根表面的泥土洗净，表面晾干，用游标卡尺测量块根纵径与横径，用天平称量块根鲜重。2014年5月对扦插苗进行农艺性状考察，每个种源随机选取10个单株，用游标卡尺测量茎粗，用直尺测量根长，每个单株随机选取三出复叶3簇，每簇顶端叶片1张，侧端叶片2张，共9张，测量叶长与叶宽，计算叶长宽比=叶长/叶宽，统计每株根数。用DPS7.05软件处理数据，多重比较采用Tukey法。

2 结果与分析

2.1 不同种源三叶青的生物学特性

三叶青为葡萄科崖爬藤属植物三叶崖爬藤的俗名，喜阴。不同种源三叶青地上部与地下部特性表现存在差异，样本异地扦插也表现出不同的扦插成活率。从地上部特性看，浙江、湖南种源三叶青叶片颜色深，叶片表面大都无毛，湖北、广西、江西等种源三叶青叶片颜色较浅，叶片表面有疏柔毛。浙江、湖南、湖北种源三叶青茎表现为圆形，其他种源大都为方形。就地上部生长势而言，广西、江西、重庆种源三叶青生长势优于浙江与福建种源。地下部特性方面，全国21份三叶青样品块根形状表现存在差异，浙江种源三叶青块根多为圆形与椭圆形，颜色较其他种源浅，且表面光滑，但根系不发达。广西、重庆、湖南等种源块根表面多皱缩，颜色较深，根系发达。21份三叶青种质资源异地扦插平均成活率为69.7%，最高为广西田林种源，成活率达81%，最低为江西瑞金种源，仅为56%，见表1。

表1 不同种源三叶青生物学特性比较

种源	经纬度	海拔（m）	生境	地上部特性	地下部特性	扦插成活率（%）
湖南汝城	N25°33′10.97″ E113°39′46.05″	620.3	背阳山坡面林下	叶片绿，无毛，茎圆形，生长势较好	块根长椭圆形或棍棒形，深褐色，表面皱缩，根系发达	67

（续）

种源	经纬度	海拔（m）	生境	地上部特性	地下部特性	扦插成活率（%）
湖北咸丰	N29°43′38.88″ E108°59′38.35″	837.3	溪边林下	叶片浅绿，无毛，茎圆形，生长势较好	块根圆形或椭圆形，褐色，表面光滑，根系较发达	72
重庆梁平	N30°36′40.28″ E107°40′52.21	562.9	溪边林下，岩石缝	叶片浅绿，有柔毛，茎方形，生长势较好	块根圆形或椭圆形，浅褐色，表面皱缩，根系较发达	68
福建建阳	N27°25′28.22″ E118°38′21.32″	206.6	灌木丛，林下	叶片浅绿，有柔毛，茎方形，生长势差	根膨大成肉质根，块根不明显，根系不发达	74
广西乐业	N24°49′36.74″ E106°30′28.04″	835.6	山谷，林下	叶片浅绿，有柔毛，茎方形，生长势较好	块根长椭圆形或棍棒形，深褐色，表面皱缩或光滑，根系较发达	73
广西钟山	N24°31′23.77″ E118°02′14.15″	386.1	溪边林下，岩石缝	叶片浅绿，有柔毛，茎方形，生长势好	块根圆形或椭圆形，深褐色，表面皱缩，根系发达	65
广西天峨	N25°0′57.63″ E106°46′10.16″	462.8	山谷，岩石缝	叶片浅绿，有柔毛，茎方形，生长势好	块根椭圆形，有瘤状突起，深褐色，表面光滑，根系发达	70
重庆綦江	N28°42′23.15″ E106°38′10.53″	362.7	溪边林下	叶片浅绿，有柔毛，茎方形，生长势较好	块根圆形或椭圆形，深褐色，表面皱缩，根系较发达	66
湖南泸溪	N28°12′34.48″ E109°48′20.35″	186.0	灌木丛，山谷	叶片深绿，无毛，茎圆形，生长势较差	块根椭圆形，有瘤状突起，深褐色，表面光滑或均匀皱缩，根系不发达	80
广西田林	N31°14′26.15″ E121°26′8.87″	342.0	灌木丛，林下	叶片浅绿，有柔毛，茎方形，生长势好	块根圆形、椭圆形或纺锤形，褐色，表面皱缩，根系发达	81
浙江泰顺	N27°52′0.28″ E119°32′38.37″	560.7	溪边林下	叶片深绿，无毛，茎圆形，生长势较差	块根圆形或椭圆形，浅褐色，表面光滑，根系不发达	70
浙江景宁	N27°58′36.10″ E119°57′35.38″	296.7	溪边林下，岩石缝	叶片深绿，无毛，茎圆形，生长势较好	块根圆形或椭圆形，浅褐色，表面光滑，根系较发达	75

（续）

种　源	经纬度	海拔（m）	生　境	地上部特性	地下部特性	扦插成活率（%）
浙江青田	N28°12′19.56″ E120°08′8.45″	68.6	阔叶林下，岩石缝	叶片深绿，无毛，茎圆形，生长势较好	块根纺锤形或椭圆形，有瘤状突起，浅褐色，表面光滑，根系较发达	69
浙江庆元	N27°37′29.15″ E119°08′46.10″	368.0	毛竹林，灌木丛	叶片深绿，无毛，茎圆形，生长势较差	块根纺锤形或椭圆形，有瘤状突起，浅褐色，表面光滑，根系不发达	59
江西宜黄	N27°36′38.44″ E116°14′28.14″	106.5	毛竹林下	叶片浅绿，有柔毛，茎方形，生长势好	块根圆形或椭圆形，褐色，表面光滑，根系发达	73
江西瑞金	N25°50′11.38″ E115°38′14.30″	264.4	毛竹林下	叶片浅绿，有柔毛，茎方形，生长势较好	块根圆形或椭圆形，褐色，表面光滑，根系较发达	56
湖南怀化	N27°35′14.38″ E109°28′36.20″	308.3	岩石缝，毛竹林	叶片绿，无毛，茎方形，生长势较差	块根椭圆形，褐色，表面皱缩，根系不发达	61
浙江遂昌	N28°30′36.77″ E119°08′38.30″	280.7	溪边林下，灌木丛	叶片深绿，无毛，茎圆形，生长势较好	块根纺锤形或椭圆形，有瘤状突起，浅褐色，表面光滑，根系较发达	76
江西弋阳	N28°26′58.75″ E117°24′16.60″	103.7	毛竹林下	叶片浅绿，有柔毛，茎方形，生长势较好	块根圆形或椭圆形，褐色，表面光滑，根系较发达	58
浙江莲都	N28°26′41.31″ E119°50′19.96″	320.5	灌木丛，岩石缝	叶片深绿，无毛，茎圆形，生长势较好	块根纺锤形或椭圆形，有瘤状突起，浅褐色，表面光滑，根系较发达	72
浙江黄岩	N28°36′4.59″ E121°04′38.96″	138.4	溪边林下，岩石缝	叶片深绿，无毛，茎圆形，生长势较好	块根纺锤形或椭圆形，有瘤状突起，浅褐色，表面光滑，根系较发达	75

2.2　不同种源三叶青农艺性状比较

不同种源三叶青农艺性状表现存在差异。由表1可知，除根数性状外，不同种源三叶青主要农艺性状存在极显著差异（$P<0.01$）。其中，重庆梁平种质叶长、叶宽、茎粗与根数指标均最高，分别为6.37cm、3.41cm、2.83mm与14.0根；重庆綦江种质块根农艺性状指标最高，块根纵径、横径与单重分别为4.47cm、2.64cm与17.33g；湖北咸丰种质根最长，平均达4.60cm，浙江黄岩种质叶最狭长，叶长宽比达2.79；浙江三叶青种质叶长、叶宽、茎粗与块根性状均最小，浙江遂昌种质叶长仅为3.06cm，浙江黄岩种质叶宽与茎粗仅为1.51cm与1.25mm，浙江景宁种质块根纵径与横径仅为1.67cm与0.87cm，浙江庆元种质块根单重仅为1.23g。从农艺性状看，全国主分布区野生三叶青表现出较丰富的遗传多样性。

2.3　主成分分析与优良种源初筛

主成分分析结果表明，9个农艺性状前4个特征根的累计贡献率达90.6%，9个农艺性状的相关信息可由这前4个主成分来概括。由表2可见，第一主成分特征根值为3.43，贡献率为38.08%，贡献率最大，其中块根纵径、横径与单重特征向量值最大，且为正值，对第一主成分影响最大，第一主成分可以称为块根生长因子；第二主成分特征值为2.26，贡献率为25.08%，此成分中叶长与叶宽特征向量值最大，构成变异主要来源，第二主成分可以称为叶生长因子；第三主成分特征值为1.64，贡献率为18.17%，此成分中根长与根数特征向量正值且较大，构成变异主要来源，故称之为根系主因子；第四主成分特征值为0.83，贡献率9.27%，此成分中根数向量值为最大负值，根长为最大正值，称之为根系副因子。对9个农艺性状进行主成分分析有效地避免了在筛选优良指标过程中单一指标的片面性和不稳定性，增加了选育效率。

以第一主成分值$Y_{(i,1)}>1$为入选条件，初步筛选出6个农艺性状表现良好的三叶青优良种源，分别为重庆綦江、广西乐业、广西田林、重庆梁平、湖南汝城与广西天峨，优良种源入选率为33.33%，入选的优良种源三叶青叶片较大、茎粗壮、苗较高，根系发达，生长势良好，块根性状表现良好，可以考虑结合化学指标进一步选择。

表2　入选主成分的特征根值、贡献率、累计贡献率与特征向量

项　目	分量来源	Y_1	Y_2	Y_3	Y_4
特征根值	—	3.43	2.26	1.64	0.83
贡献率（%）	—	38.08	25.08	18.17	9.27
累计贡献率（%）	—	38.08	63.16	81.33	90.60
主成分特征向量	叶长	0.29	0.46	0.35	0.08
	叶宽	0.27	0.55	-0.09	0.13
	长宽比	-0.01	-0.20	0.30	-0.06
	茎粗	0.41	0.33	-0.12	-0.04
	根长	-0.23	0.17	0.50	0.52
	根数	0.29	0.01	0.33	-0.73
	块根纵径	0.39	-0.38	0.05	0.08
	块根横径	0.46	-0.21	-0.04	0.28
	块根单重	0.42	-0.34	0.01	0.30

2.4　聚类分析

用上述4个主成分作为综合指标，根据欧氏距离采用离差平方和法对21个三叶青种源进行系统聚类分析，并按照 $D^2 = 21.52$ 的聚类水平将21个种源划分为4大类群，类群Ⅰ共7个种源，分别为湖南汝城、广西天峨、湖北咸丰、福建建阳、广西钟山、浙江遂昌与江西弋阳；类群Ⅱ共3个种源，分别为广西乐业、广西田林与重庆綦江；类群Ⅰ与类群Ⅱ种源三叶青农艺性状相似，叶片大，有柔毛，茎粗，新梢生长快，根系发达，块根性状优良，植株生长势好，总体农艺性状表现良好，筛选的优良种源也大部属于这2个类群；类群Ⅲ共9个种源，分别为重庆梁平、湖南泸溪、浙江庆元、江西瑞金、浙江泰顺、湖南怀化、浙江莲都、浙江黄岩、浙江景宁，此类群主要以浙江种源为主，除重庆梁平种源三叶青农艺性状表现较好外，其他种源三叶青叶片较小、无毛，茎圆形与椭圆形居多，较细，新梢长势较弱，根系不发达，块根较小；类群Ⅳ有2个种源，为浙江青田与江西宜黄，此类群农艺性状总体表现同类群Ⅲ，但江西宜黄种源三叶青根系较长。对21个三叶青种源进行聚类分析，能较好地对种源遗传多样性及农艺性状差异所构成的不同类群进行评价，以便更好地从外观性状辨别优良种源，为结合有效成分等指标综合选育优良种质提供依据（图1）。

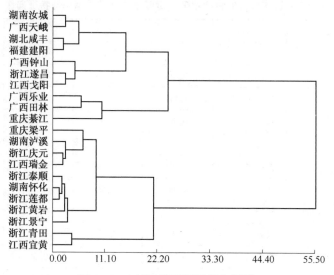

图1　21个三叶青种源聚类分析图

3　小结与讨论

　　植物的生长特性与农艺性状等指标与其种源地的气候条件、土壤养分等生态因子密切相关，将异地种源三叶青引入浙江扦插繁育，其生物学特性往往会发生变化，因此首先得对其进行生物学特性、农艺性状等考察。本研究表明，不同种源三叶青生物学特性与扦插成活率存在差异，主要农艺性状存在极显著差异，遗传多样性丰富，从所收集的21个种源样品中进行优良种质的筛选，可以获得较大的遗传增益。从生物学特性看，浙江、湖南与湖北种源三叶青区别于其他种源，表现出无毛、茎圆形、块根表面光滑等特点，通过上述特性可以初步区分浙江、湖南、湖北三叶青与重庆、广西三叶青；农艺性状方面，重庆、广西种源三叶青总体表现优于浙江、福建、江西种源三叶青，该地区野生三叶青表现出叶片大，有柔毛，茎粗，新梢生长快，根系发达，块根大，植株生长势好；从农艺性状看，三叶青优良种质可优先在重庆、广西等地筛选（表3）。

　　9个农艺性状通过主成分分析划分为4个主成分，即块根生长因子、叶生长因子、根系主因子与根系副因子，累计贡献率为90.6%，其中块根生长因子贡献率最高。21个供试种源可以划分为4大类群，其中第Ⅱ类群与第Ⅰ类群植株农艺性状表现较好。根据4个主成分，从21个种源中初筛出6个优良种源，可以考虑结合分子标记、化学成分含量等指标进一步选择（表4）。

表 3　不同种源三叶青农艺性状比较

种源	叶长 (cm)	叶宽 (cm)	长宽比	茎粗 (mm)	根长 (cm)	根数 (根)	块根纵径 (cm)	块根横径 (cm)	块根单重 (g)
湖南汝城	4.73±1.24BCD	2.05±0.47BCDEFGH	2.36±0.67AB	2.61±0.54ABC	6.62±2.67BC	13.8±5.0A	3.94±1.99AB	1.42±0.31BCD	4.05±1.03ABC
湖北咸丰	3.73±0.81CDEF	2.04±0.30CDEFGH	1.82±0.25BC	2.35±0.48ABCDE	4.60±1.61C	10.4±5.7A	2.29±0.65ABC	1.45±0.22BCD	3.38±0.98BC
重庆梁平	6.37±0.91A	3.41±0.73A	1.93±0.41BC	2.83±0.25A	13.80±3.37ABC	14.0±5.9A	1.99±0.70BC	1.41±0.33BCD	2.14±0.58BCD
福建建阳	4.06±0.91BCDEF	2.23±0.36BCDEFG	1.82±0.26BC	2.40±0.27ABCDE	6.20±1.97BC	10.2±4.5A	2.13±1.35ABC	1.35±0.45BCD	1.97±0.62BCD
广西乐业	5.27±1.34AB	2.53±0.42BCDE	2.06±0.37BC	2.65±0.42AB	9.48±3.91BC	12.0±4.1A	2.96±1.04ABC	2.22±0.52AB	8.33±2.67AB
广西钟山	4.56±0.90BCDE	2.69±0.54BC	1.73±0.39BC	2.47±0.55ABC	6.76±4.26BC	5.6±2.2A	2.65±1.46ABC	1.11±0.46CD	1.73±0.49CD
广西天峨	4.03±0.77BCDEF	2.19±0.44BCDEFGH	1.85±0.23BC	2.44±0.42ABCD	5.00±1.81C	12.4±5.4A	3.08±0.92ABC	1.89±0.45ABC	5.21±1.68ABC
重庆綦江	4.72±0.63BCD	2.11±0.30BCDEFGH	2.28±0.42BC	2.21±0.46ABCDE	12.12±4.28ABC	12.0±5.2A	4.47±2.36A	2.64±0.87A	17.33±6.98A
湖南沩溪	5.43±1.39AB	2.55±0.71BCD	2.17±0.37BC	2.23±0.46ABCDE	15.72±5.89ABC	9.2±3.2A	1.68±0.32C	1.33±0.21BCD	1.57±0.45CD
广西田林	3.64±0.75DEF	2.22±0.45BCDEFGH	1.65±0.19C	2.51±0.61ABC	7.38±3.52BC	7.0±3.6A	3.44±1.54ABC	2.23±0.89AB	10.84±3.48AB
浙江泰顺	3.19±0.46EF	1.52±0.17H	2.10±0.26BC	1.26±0.13DE	14.80±4.51ABC	7.4±2.2A	2.06±0.20BC	1.30±0.24CD	1.96±0.96BCD
浙江景宁	3.28±0.72EF	1.65±0.36GH	2.01±0.28BC	1.60±0.09BCDE	13.70±2.42ABC	9.2±3.9A	1.67±0.52C	0.87±0.12D	1.68±0.54CD
浙江青田	4.26±0.42BCDEF	1.95±0.17DEFGH	2.20±0.29BC	1.91±0.45ABCDE	22.10±6.68AB	8.0±2.3A	2.33±0.67ABC	0.88±0.13D	1.93±0.68BCD
浙江庆元	3.75±1.00CDEF	1.83±0.29EFGH	2.04±0.39BC	1.44±0.20CDE	16.82±6.14ABC	10.0±2.1A	1.84±0.43C	1.07±0.24CD	1.23±0.24D
江西宜黄	5.44±1.25AB	2.51±0.65BCDE	2.22±0.33BC	2.74±0.61AB	25.90±10.90A	9.0±2.5A	2.05±0.97BC	1.38±0.33BCD	1.78±0.43CD
江西瑞金	4.42±0.72BCDEF	2.27±0.40BCDEFGH	1.98±0.38BC	1.64±0.25ABCDE	16.18±5.37ABC	11.8±3.8A	1.97±0.70BC	1.28±0.32CD	1.56±0.37CD
湖南怀化	4.03±1.24BCDEF	2.49±0.65BCDE	1.62±0.31C	2.20±0.36ABCDE	15.28±5.15ABC	7.2±1.9A	2.62±0.48ABC	1.45±0.26BCD	2.66±1.00BCD
浙江遂昌	3.06±0.54F	1.77±0.38FGH	1.78±0.37BC	1.59±0.25ABCDE	10.20±1.88ABC	7.8±1.2A	2.16±0.57ABC	1.09±0.32CD	1.48±0.67D
江西七阳	5.09±0.84ABC	2.75±0.48B	1.86±0.18BC	2.28±0.45ABCDE	10.66±2.89ABC	6.2±1.7A	1.89±0.68BC	1.71±0.21BC	1.67±0.34CD
浙江莲都	4.24±1.04BCDEF	2.46±0.36BCDEF	1.75±0.45BC	1.88±0.28ABCDE	14.78±5.26ABC	7.4±3.1A	2.19±0.54ABC	1.14±0.26CD	1.61±0.77CD
浙江黄岩	4.15±1.33DEF	1.51±0.20H	2.79±0.36BC	1.25±0.10E	15.52±3.66ABC	8.4±2.9A	2.92±1.87ABC	1.37±0.36BCD	2.39±0.88BCD
平均值	4.35	2.23	2.00	2.12	12.55	9.48	2.49	1.46	3.64
F 值	9.26**	11.08**	6.28**	6.10**	4.76**	1.27	4.10**	9.08**	10.98**

** P<0.01 表示极显著差异。

表 4　入选种源的 4 个主成分值

种　源	$Y_{(i,1)}$	$Y_{(i,2)}$	$Y_{(i,3)}$	$Y_{(i,4)}$
重庆綦江	4.21	-2.87	1.25	1.14
广西乐业	2.95	0.12	0.38	-0.04
广西田林	2.11	-1.54	-2.12	1.37
重庆梁平	2.06	3.64	0.94	-0.94
湖南汝城	1.99	-0.87	1.15	-1.86
广西天峨	1.76	-0.76	-0.90	-1.19

专题报告 7

三叶青扦插育苗试验

摘要：为了建立三叶青扦插快繁技术体系，用不同浓度配比的植物激素（6-BA+IAA）和不同浓度的生根剂处理插穗进行扦插试验，观察地上部农艺性状与生长特点。结果表明，不同种源三叶青地上部农艺性状新梢长、茎粗、叶长、叶宽与叶长宽比存在极显著差异，江西宜黄种源三叶青茎秆较粗，叶片较大，插穗生长速度最快；浙江种源三叶青叶片较小，其中景宁种源三叶青生长速度较快。以 6-BA 和 IAA 混合溶液（2∶1）2500mg/kg 处理插穗，成苗率最高达 46%，比对照高 7 百分点，生根剂以 16% 或 20% 处理插穗，成苗率最高达 42%，比对照高 13 百分点。因此，激素与生根剂的处理均能显著增加三叶青插穗根数，促进幼苗的生长。

关键词：三叶青；种源；性状；扦插；育苗

1 材料与方法

1.1 试验地和材料

试验地位于浙江省丽水市莲都区大港头镇西黄村丽水市农业科学研究院中药材基地，东经 119°47′35″，北纬 28°15′29″，海拔440 m，砂壤土，具排灌条件。2011 年 8 月至 2012 年12月，收集江西、浙江、湖南等分布区三叶青种质资源 11 份，全部种植于基地大棚内，上覆盖70%遮阴网。供试促根剂：6-BA

和 IAA 购于浙江临安木木生物技术有限公司，纯度 99%，由美国进口分装；生根剂为山西永合化工有限公司产品（有效成分为 0.1%萘乙酸）。

1.2　试验方法

1.2.1　不同浓度 6-BA+IAA 处理扦插试验

试验设 6 个处理：激素按 6-BA：IAA＝2：1 的质量比，设总浓度（6-BA+IAA）500mg/kg、1000mg/kg、1500mg/kg、2000mg/kg、2500mg/kg 5 个浓度梯度，以清水为对照。

1.2.2　不同浓度生根剂处理扦插试验

试验设生根剂 4%、8%、12%、16%、20% 5 个浓度梯度，以清水为对照共 6 个处理。

1.2.3　插穗处理和插后管理

2013 年 3 月 14 日进行扦插试验，以浙江丽水本地三叶青为插穗来源，剪插穗长 10cm 左右，留芽 2~3 个，插穗下部节下 0.5cm 和插穗上部节上 1cm 左右平整，剪去最下节叶片。不同浓度处理三叶青插穗基部（约二分之一插穗长度）15s，取出，放置 2 分钟后扦插，采用完全随机区组设计，3 次重复，每小区 40 株。株行距 15cm×20cm。扦插基质为砂壤土（偏砂性），扦插后浇透水，上覆盖遮阴度 70%左右的遮阳网，每日进行叶面喷水 2 次，保持土壤湿润。

1.2.4　统计指标

统计成活株数，计算成活率（成活株数/总株数），测量新抽枝条长度、茎粗、统计每株根数，随机取 10 株中部成熟叶测量顶生小叶的叶长与叶宽，计算叶长宽比（叶长/叶宽）。

1.2.5　数据处理和分析

试验数据利用 Excel 2007 和 DPS7.05 软件进行整理和分析，采用 LSD 法进行多重比较。

2　结果与分析

2.1　不同激素浓度处理对三叶青扦插的影响

2.1.1　对成苗率的影响

用不同浓度 6-BA 和 IAA 处理三叶青扦插成苗率存在差异，其中以 6-BA+IAA（2：1）2500mg/kg 的浓度处理 5 扦插成活率最高，达到了 46%，处理 4

成苗率达 36%，高于对照组，其他浓度激素处理成苗率均低于对照组。

2.1.2　对农艺性状的影响

用不同浓度 6-BA 和 IAA 处理三叶青插穗，茎粗和根数存在极显著差异。激素处理后茎粗指标相对 CK 均有所增加，低浓度处理茎粗增加更明显，以处理 2 茎粗最大为 1.55 mm，比对照 1.25 mm 大 0.30 mm。处理后根数的增加，处理 1 最大为 14.80，达极显著水平，处理 1、处理 4 和处理 5 根数分别为 11.48、14.00 和 14.00，显著高于对照 8.40，处理 2 和处理 3 根数为 11.60 和 14.00，与其他处理和对照差异不显著。

不同处理间新梢长度、叶片长度和叶长宽比存在显著差异。新梢长度变幅为 28.44~56.10cm，不同激素处理后新梢长度均不同程度增长，表现出浓度越低，新梢生长越快的变化规律。处理 1 最长为 56.10cm 相比对照 28.44cm 达显著水平。叶长以处理 2 最长为 48.15mm，与对照和处理 5 有显著差异，但其他处理间及与对照无显著差异。不同激素浓度处理组间叶宽和根长指标不存在显著差异。试验表明：高浓度 6-BA+IAA（2∶1）有利于三叶青扦插生根成苗，低浓度处理能促进新梢生长和茎增粗，不同浓度的处理能有效增加扦插苗的根数（表 1）。

2.2　不同浓度生根剂对三叶青扦插的影响

2.2.1　对成苗率的影响

不同浓度生根剂处理三叶青扦插成苗率存在差异，处理后，三叶青扦插成苗率均大于对照组，以 16% 和 20% 的处理扦插成活率最高，达到了 42%。

2.2.2　对农艺性状的影响

用不同浓度的生根剂处理三叶青插穗，对根数的影响达极显著差异，处理 5 根数为 17.80 与对照 8.40 有极显著差异，处理 2 的根数也较多，达 16.17 与对照有显著差异，其他处理根数虽有不同程度的增加，但增加不显著。对茎粗、新梢长、叶宽和叶长宽比的影响存在显著差异：处理 1 对三叶青茎粗最大达 1.48mm，与对照 1.25mm 达显著水平，其他除处理 2 与对照相近外，都比对照粗，但差异不显著；新梢长度不同处理间有差异，但规律不明显；不同生根剂处理对叶片长度和根长影响不显著。试验表明，在处理范围内生根剂对三叶青插穗处理能明显提高三叶青扦插成苗率，对农艺性状的影响主要是增大茎秆粗度、增加根数（表 2）。

表 1 激素不同浓度处理扦插农艺性状比较 （x̄±s, n=10）

处理	浓度（mg/kg）	成苗率（%）	新梢长（cm）	茎粗（mm）	叶长（mm）	叶宽（mm）	叶长宽比	根长（cm）	根 数
1	500	16	56.10±19.12a	1.42±0.19ab	43.73±7.48ab	16.90±3.77	2.71±0.64ab	15.83±9.26a	14.80±4.09a
2	1000	17	29.90±6.15b	1.55±0.20a	48.15±4.60a	16.14±2.51	3.02±0.27a	11.47±3.48a	11.60±2.97abc
3	1500	21	32.00±17.90ab	1.37±0.14ab	44.41±6.77ab	15.90±2.12	2.80±0.34ab	12.98±2.62a	10.00±3.08bc
4	2000	36	43.97±23.46ab	1.37±0.04ab	45.78±4.25ab	15.11±1.66	3.04±0.25a	14.32±3.91a	14.00±2.94ab
5	2500	46	28.78±20.28b	1.26±0.17b	40.61±7.05b	16.42±2.93	2.50±0.31b	17.00±5.87a	14.00±2.92ab
CK	0	29	28.44±16.35b	1.25±0.11b	41.29±2.68b	14.95±2.37	2.75±0.42ab	16.37±4.21a	8.40±3.21c

表 2 生根剂不同浓度处理扦插农艺性状比较 （x̄±s, n=10）

处理	浓度（%）	成活率（%）	新梢长（cm）	茎粗（mm）	叶长（mm）	叶宽（mm）	叶长宽比	根长（cm）	根 数
1	4	37	32.06±22.78ab	1.48±0.22a	38.94±10.23	15.46±3.83ab	2.52±0.35b	11.02±3.57	12.20±7.19abc AB
2	8	32	11.32±4.43b	1.21±0.06b	39.83±6.77	15.95±2.24a	2.54±0.36b	10.38±2.09	16.17±5.12ab AB
3	12	37	37.30±15.56a	1.33±0.22ab	39.60±4.65	13.07±1.10b	3.00±0.24a	18.56±7.51	12.00±1.00abc AB
4	16	42	20.06±9.62ab	1.35±0.15ab	39.21±4.27	14.37±1.99ab	2.77±0.27ab	16.92±9.24	11.00±3.94bc AB
5	20	42	27.12±19.30ab	1.39±0.17ab	44.92±6.26	16.30±2.62a	2.66±0.36b	14.84±8.59	17.80±4.55a A
CK	0	29	28.44±16.35ab	1.25±0.11b	40.29±2.68	14.94±2.37ab	2.78±0.37ab	16.37±4.21	8.40±3.21c B

3　小结与讨论

本试验显示不同生根剂处理三叶青插穗，以 6-BA+IAA 2500mg/kg 和生根剂 20%的处理成苗率最高分别为 46%和 42%，比对照 29%高，总体来说，成苗率不是很高，并未满足实际生产的要求，可能与扦插时立地条件相关。扦插试验地位于海拔 500m 山地，恰遇今年开春晚，夜间温度低，导致一部分苗生根困难。加之扦插地为大田直接扦插与后期田间管理比较粗放有关，同时每种处理的最高浓度为最佳方法，因此还需增大浓度、更改试验地点、采用育苗基质等进一步进行扦插试验，明确是否还有更佳的处理浓度。6-BA+IAA 只进行了 2∶1 浓度的配比试验，还需开展不同配比试验，不同的促根剂处理，不同的扦插基质等，筛选理想的处理组合。

植物扦插育苗影响因子较多，如促根剂种类和浓度、扦插时间、扦插基质、插穗成熟度、光照、水分管理等每一个环节都将影响扦插成苗率，开展多因素试验，筛选适宜的处理方法，以及规范管理过程，对三叶青种苗工厂化繁育有重要意义。

专题报告 8

橘园套种三叶青模式栽培技术

摘要：本研究基于三叶青的生长习性，在选址、定植、肥水管理、采收等方面优化集成橘园套种三叶青技术，以指导三叶青的高效栽培。

关键词：高产橘园；三叶青；栽培技术

三叶青，正名：三叶崖爬藤 *Tetrastigma hemsleyanum*，又名金线吊葫芦、蛇附子、石老鼠，属葡萄科崖爬藤属草质藤本。全草均可入药，味甘、性凉，具有清热解毒、祛风化痰、活血止痛等功效。

1 橘园选址

丽水市柑橘栽培历史悠久，现有柑橘面积 28.04 万亩，选择合适的橘山是柑橘套种三叶青成功的基础，研究发现必须从以下几点选择。

1.1 橘园现状要求

橘园精细化管理，橘园收益高，局部利用橘园的空隙面。

1.2 基地海拔

三叶青喜阴凉、湿润的环境，通过多个海拔高度试验点的观察分析，得出海拔在 300~800m 最佳，海拔过低，尤其低于 300m，过强的光照和高温对三叶青生长具有很大的抑制作用。

1.3 基地朝向

三叶青喜阴凉，且以散射光为主，最佳光照强度为自然光照的 70% 左右，所以橘园以朝向为北、东的最佳，朝向为北、东的橘园一天中光照时间最短、光照强度最弱，橘山土壤表面水分散失最低、温度相对朝南、西的低，朝向为南、西的橘山比朝向北、东的橘山光照时间、强度均高至少50%以上，橘山水分保持率也低50%。

1.4　柑橘品种

柑橘品种最好是早橘、脐橙、瓯柑，最好不选用椪柑。早橘、脐橙、瓯柑枝叶茂密、叶片大，树冠属于开张型，而椪柑叶片较上述3种柑橘叶片偏小，树冠属于纺锤型，树与树之间空隙大，太阳直射的空间大，遮阴、林下湿度保持、温度降低效果显著不如上述3种柑橘品种。

1.5　种植模式

最佳的梯田式的栽培模式（图1），梯田平面种植柑橘，坡面种植三叶青（图2），采用该种植模式具有杂草少、保持橘园水土、柑橘的肥料兼可以作为三叶青的养分，管理成本低。

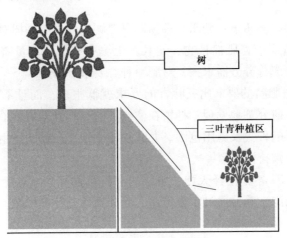

图1　梯田式栽培模式

2　定　植

每年3~7月和10~12月是三叶青最佳种植时间，将三叶青种苗，按照株行距30cm×30cm，定植于种植区上，定植后立即浇足定根水，如是10~12月定植，在进入霜冻前，种苗上立即覆盖稻草预防三叶青被冻死，第二年无须再

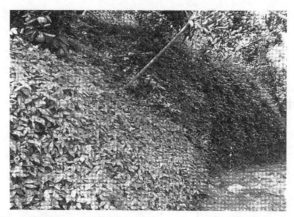

图 2　橘园套种三叶青种植模式（上）与田间种植图（下）

盖水稻草，三叶青具有很强的抗冻性。

3　肥水管理

三叶青套种在橘树下，肥水管理须同时兼顾三叶青与橘树对养分的要求：

（1）三叶青属于喜肥性植物，尤其对土壤中有机质含量需求高，对草木灰、钙镁磷肥等成分养分需求大，对肥料种类要求严格。

（2）柑橘对肥料的要求比三叶青的要求就低很多，而且不同季节的要求也有差异。通过研究基地发现，种植在橘树下的三叶青不需要单独施肥，须严格注意柑橘肥料的种类及施用范围。尤其须注意禁止在橘园施用未高温灭菌的鸡粪、鸭粪等家禽排泄物。

（3）可每年秋冬施用经灭菌、腐熟的有机肥加部分复合肥，施用部位集中在柑橘树冠周围，养分通过水分传递，养分到达三叶青根部，成为三叶青的养分。

4　采　收

三叶青种植两年后，藤的颜色呈褐色时，便可采收，一般三年后采收较为理想。在秋后或冬初采收；采收时，小心挖取地下块根，除去地上部分。采后清水洗净，除去杂质，直接鲜用或置于阴凉通风干燥处阴干或晾干。

5　荒废橘园套种模式

　　利用荒废橘树的遮阴作用进行三叶青栽培，与高产橘园套种模式的主要区别在于，梯田平面、坡面均种植三叶青，管理方法相同（图3）。

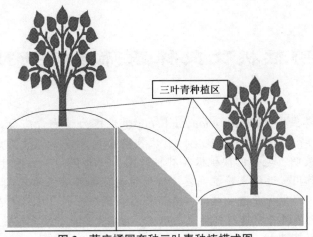

三叶青种植区

图3　荒废橘园套种三叶青种植模式图

6　小结和讨论

　　三叶青作为一种珍稀的中药，化学成分复杂，其开发利用尚处起步阶段，其中所含主要化学成分黄酮具有显著的生物学活性，具有很好的抗菌、抗病毒、抗肿瘤的特点。对野生与人工种植产品总黄酮含量的分析、比较，科学评价人工种植三叶青的质量，对控制三叶青药材质量，深入开展三叶青的种植驯化研究及资源利用有重要意义，为开发利用三叶青资源和确保人工种植的品质提供了科学的依据。

专题报告 9

毛花猕猴桃优良株系筛选与扦插试验

摘要： 毛花猕猴桃 Actinidia eriantha Benth 干燥根为道地畲药白山毛桃根，是 2005 年版《浙江省中药炮制规范》首次收录的 11 种畲族习用药材之一。现代药理学研究表明，毛花猕猴桃根具有抗肿瘤、抗氧化、降酶保肝、免疫调节、解热镇痛等作用。近年来癌症高发，市场对毛花猕猴桃根的需求加大，乱采滥挖现象严重，野生资源遭受破坏。本试验在收集野生种质资源与生境调查的基础上，开展优良株系筛选与扦插试验研究，旨在更好地开发毛花猕猴桃药材。
关键词： 毛花猕猴桃；优良株系；筛选；扦插

1 材料与方法

1.1 材 料

收集浙西南地区野生毛花猕猴桃种质资源 10 份 50 株，全部保存于丽水市农业科学研究院大山峰中药材基地。剪取当年生半木质化枝条为插穗枝条进行扦插试验，插穗长度 5~8 cm，留 1~2 个芽，上端平滑面，下端约 45°斜面。

1.2 方 法

1.2.1 毛花猕猴桃生境调查

调查浙西南地区毛花猕猴桃生境，查询资料与实地调查相结合，包括光照、风、土壤、温度与伴生植物等。

1.2.2 扦插试验

试验苗床选择细沙：蛭石：珍珠岩为 1：1：3 比例混合基质。基质厚度 35 cm，要求排水好、透气。基质在扦插前用 50% 多菌灵 500 倍液浸泡消毒。根据生根粉浓度，共设计 5 个试验组，分别为 A：不处理；B：CK 水；C：

3g/kg；D：6g/kg；E：9g/kg。各试验组共扦插 20 株。生根粉浸泡时间为 5min。扦插后管理为自动控制喷水，早中晚各喷水 1 次，每次 1min，以基质不干为原则。扦插后不间断对生根情况进行统计记录，35 天统计全部插穗生根情况，统计指标包括形成愈伤组织天数，生根天数，生根率，单株平均根数，单株最多根数，最长根长。

1.2.3　优良株系初选

以收集的野生毛花猕猴桃为筛选对象，用卷尺与直尺测量植株新梢总长、叶长与叶宽，用游标卡尺测量果实纵径与横径，统计各株系分支数、新梢数、新梢总叶数、单新梢最多叶数与坐果数，用托盘天平称量果实重量。

2　结果与分析

2.1　毛花猕猴桃生境调查

毛花猕猴桃属半阳性植物，浙西南地区野生毛花猕猴桃主要分布海拔在150～1600 m，多生长于上层林木较疏半阴半阳的灌木丛中；对土壤要求不甚严，其分布区的土壤多数为由页岩或砂岩发育而成的红壤和黄壤，土壤质地较疏松，表土层具有较厚的腐殖质土，有机质含量较丰富，pH4.5～5.5；对温度的适应范围较广，一般在年平均气温 9.2～17.4 ℃，极端最高气温 42.6 ℃，极端最低气温-27.4 ℃的条件下都能正常生长发育；伴生植物主要有马尾松、杉、山胡椒、盐肤木、葛藤、木通、油茶、鸭脚木等，这些植物给猕猴桃创造了适宜的阴蔽环境，构成猕猴桃的天然棚架。

2.2　扦插最佳生根粉浓度

不同生根粉浓度条件下，毛花猕猴桃生根情况存在较大差异。各试验组中，D 组形成愈伤组织与生根最早，12 天即有愈伤组织形成，20 天生根，生根率最高，达到 95%，单株平均根数、单株最多根数与最长根长数值也最高，分别达到 68.3 根、102 根、10.922 cm；A 组与 B 组扦插枝条生根慢，生根率低，根系生长较差（表 1，图 1）。结果表明毛花猕猴桃扦插时浸泡生根粉效果显著，浓度为 6g/kg 时生根效果最好，生根率最高。

表 1　生根粉浓度对毛花猕猴桃扦插的影响

试验组	形成愈伤组织天数（天）	生根天数（天）	生根率（%）	单株平均根数（根）	单株最多根数（根）	最长根长（cm）
A	24	28	25	3.8	6	4.091

（续）

试验组	形成愈伤组织天数（天）	生根天数（天）	生根率（%）	单株平均根数（根）	单株最多根数（根）	最长根长（cm）
B	22	26	30	34.2	45	9.782
C	20	25	35	45.8	72	9.722
D	12	20	95	68.3	102	10.922
E	15	20	80	66.2	98	9.672
平均值	18.6	23.8	53.0	43.66	64.6	8.838

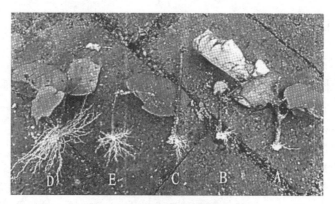

图1　不同试验组生根情况比较

2.3　优良株系初选

毛花猕猴桃不同株系间农艺性状存在较大差异（表2）。各株系中，03号株系分支数、新梢总长、新梢数、新梢总叶数、坐果数、单果重、果实纵径、果实横径数值最高，分别达到8条、37.82 m、16条、321片、35个、22.3g、5.484 cm、2.782 cm；06号株系单新梢最多叶数最多，达39片；08号株系叶长与叶宽数值最大，分别达到14.5 cm与13.8 cm。04、05、09与10号株系无分支或分支少，无坐果，叶片小，生长势较差。从总体看，03、06、08号株系分支多，萌蘖能力强，茎干粗壮，坐果多，农艺性状表现良好。

3　小结和讨论

浙西南地区属亚热带季风气候区，归属洞宫山、仙霞岭与怀玉山脉，境内

表 2　不同株系间农艺性状比较

株系号	主要特点	分支数（条）	新梢总长（m）	新梢数（条）	叶长（cm）	叶宽（cm）	新梢总叶数（片）	单新梢最多叶数（片）	坐果数（个）	单果重（g）	果实纵径（cm）	果实横径（cm）
01	分枝少、萌蘖能力强、坐果较多、果实大、茎较粗壮、长势较好	2	8.21	5	11.0	10.3	103	38	9	21.6	5.443	2.513
02	分枝少、萌蘖能力中等、坐果少、茎较粗壮、长势一般	3	5.42	3	13.1	12.9	86	33	5	17.6	4.619	2.391
03	分枝多、萌蘖能力强、坐果多、茎粗壮、长势良好	8	37.82	16	14.2	13.7	321	34	35	22.3	5.484	2.782
04	无分枝、萌蘖差、无坐果、茎中等粗度、长势差	1	1.75	1	13.9	12.9	22	22	—	—	—	—
05	分枝多、萌蘖差、无坐果、茎较细、长势较差	2	4.25	3	12.9	12.8	67	29	—	—	—	—
06	分枝多、萌蘖能力强、坐果多、茎粗壮、长势良好	4	14.9	8	14.4	13.1	162	39	13	20.9	5.312	2.606
07	分枝少、萌蘖差、坐果少、果实较小、茎较细、植株较矮、总长势较差	2	3.89	3	11.8	11.9	72	38	4	11.2	3.693	2.473
08	分枝较多、萌蘖能力强、植株生长迟盛、坐果多、茎较粗壮、长势好	5	16.8	8	14.5	13.8	189	37	16	18.1	4.864	2.454
09	分枝少、萌蘖差、叶片小、茎较细、植株较矮、长势差	2	1.5	1	11.2	10.8	18	18	—	—	—	—
10	无分枝、萌蘖差、叶片小、植株矮细、长势弱、无坐果	1	1.7	1	12.1	11.8	15	15	—	—	—	—
平均值		3	9.6	4.9	12.9	12.4	105.5	30	8.2	11.2	2.942	1.522

注：—表示此株系无坐果现象。

峦峰重叠，地形复杂，雨量充沛，生态环境多样，适宜毛花猕猴桃的生长发育。毛花猕猴桃扦插时，苗床选择细沙∶蛭石∶珍珠岩为 1∶1∶3 比例混合基质。基质厚度为 35cm。生根粉浸泡时间为 5min，生根粉浓度显著影响生根效果，以浓度为 6g/kg 时扦插效果最好，生根率达到了 95%。野生毛花猕猴桃不同株系间农艺性状存在较大差异，优良株系筛选试验表明，03、06、08 号株系分支多，萌蘖能力强，茎干粗壮，坐果多，农艺性状表现良好。可以结合下一步扦插、大田等试验进一步选择。

专题报告 10

毛花猕猴桃高产优质栽培技术

摘要： 毛花猕猴桃 *Actinidia eriantha* Benth 干燥根为道地畲药白山毛桃根，具有抗肿瘤、抗氧化、降酶保肝、免疫调节、解热镇痛等作用。笔者在收集野生种质资源与生境调查的基础上，在选址原则和空气、水、土壤等环境要求，种苗繁育、种苗繁育栽植时间、栽植密度和方式、栽后管理、病虫害防治、采收、包装、贮藏与运输等方面优化集成提出了毛花猕猴桃的高效栽培技术。

关键词： 毛花猕猴桃；优良株系；筛选；扦插

1 栽培环境

1.1 选址原则

毛花猕猴桃栽培地点应选择在生态条件良好，远离污染源，并具有可持续生产能力的农业生产区域。

1.2 栽培环境空气质量

毛花猕猴桃栽培环境空气质量要求与试验方法见表1。

表1 栽培环境空气质量要求与试验方法

项　目	浓度限值		试验方法	方法来源
	日平均	1h 平均		
二氧化硫（标准状态）（mg/m³）≤	0.15	0.50	甲醛吸收–副玫瑰苯胺分光光度法	GB/T 15262
氟化物（标准状态）（μg/m³）　≤	7	20	石灰滤纸氟离子选择电极法	GB/T 15433

注：日平均指随机选取一日的平均浓度，1h平均指随机选取一小时的平均浓度。

1.3　栽培地灌溉水质量

毛花猕猴桃栽培地灌溉水质量要求与试验方法见表 2。

表 2　灌溉水质量要求与试验方法

项　目	浓度限值	试验方法	方法来源
pH	5.5~8.5	玻璃电极法	GB/T 6920
总汞（mg/L）	≤0.001	冷原子分光光度法	GB/T 7468
总镉（mg/L）	≤0.005	原子吸收分光光度法	GB/T 7475
总砷（mg/L）	≤0.1	二乙基二硫代氨基甲酸银分光光度法	GB/T 7485
总铅（mg/L）	≤0.1	原子吸收分光光度法	GB/T 7475
氯化物（以 Cl⁻计）（mg/L）	≤250	硝酸银滴定法	GB/T 11896

1.4　栽培地土壤质量

毛花猕猴桃栽培地土壤质量要求与试验方法见表 3。

表 3　土壤质量要求与试验方法

项　目	浓度限值			试验方法	方法来源
	pH<6.5	pH=6.5~7.5	pH>7.5		
总镉（mg/L）	≤0.3	0.3	0.6	石墨炉原子吸收分光光度法	GB/T 17141
总汞（mg/L）	≤0.3	0.5	1.0	冷原子吸收分光光度法	GB/T 17136
总砷（mg/L）	≤40	30	25	二乙基二硫代氨基甲酸银分光光度法	GB/T 17134
总铅（mg/L）	≤250	300	350	石墨炉原子吸收分光光度法	GB/T 17141

1.5　采样方法

环境空气质量监测的采样方法按 NY/T 395 的规定执行。灌溉水质量监测的采样方法按 NY/T 396 的规定执行。土壤环境质量监测的采样方法按 NY/T 397 的规定执行。

2　栽培技术

2.1　种苗繁育

2.1.1　种子繁殖

毛花猕猴桃播种前种子需沙藏 2~3 个月。育苗地要求土壤疏松，施足基肥，深耕细耙，作 1m 宽畦，3 月下旬播种。将混细沙的种子均匀撒播或条播，覆盖细沙土、喷水，保持湿润。

2.1.2　扦插繁殖

4 月下旬剪取良好新梢，留 3 个芽，剪口距芽 3cm 剪断，下部剪口用快刀削平，每枝留大叶 1 片，小叶 3 片。扦插苗床选择细沙：蛭石：珍珠岩为 1：1：3 比例混合基质，基质厚度 35cm，要求排水好，透气，基质在扦插前用多菌灵浸泡消毒。插穗生根粉浸泡浓度为 6g/kg，时间为 5min，扦插后管理为自动控制喷水，以基质不干为原则。毛花猕猴桃扦插成活率较高，最高可达 95% 以上，插后 20d 即生根，40d 左右即可出苗。

2.2　栽植时间

毛花猕猴桃人工扦插苗出苗后即可移栽大田培育壮苗，至 9~10 月即可定植。野生毛花猕猴桃资源一般在 9、10 月采挖，翌年萌芽前均可栽植。栽植时应考虑园地气候，如冬季温度较低，可在 2 月中旬至 4 月上旬栽植。

2.3　栽植密度和方式

栽植株行距 2.5m×3.0m，栽植时挖 1m×1m×0.8m 的定植坑，栽植前每坑用农家肥 30~50kg，与表土混均填于坑底，用土覆盖填平，栽植时浅栽，把根系四周伸展，栽植好后培宽 1m 左右、高 10~20cm 的树盘，浇足定根水。栽植苗木的雌雄株比例为 10：1 左右，雌雄品种花期要一致。

2.4　栽后管理

2.4.1　立　架

在定植的当年，就要立好架，山地坡度大于 15°，地形地貌较复杂的毛花猕猴桃园，可采用方形竹木材简易支架式，单株单架，用 4 根直径 5cm 以上的硬质木棍作立柱，4~6 根竹木棍作横梁；坡度小于 15°，梯田较规范的丘陵地和平地大田毛花猕猴桃园，可用钢筋混凝土"T"型小棚架或大棚架。以上构架在地上部分的高度为 1.6～1.8m，简易支架和"T"型小棚架面宽度≥2m。

2.4.2　土肥管理

种苗移栽后，夏季用草覆盖树盘，秋季结合翻耕还田。秋季在树冠投影外围挖宽 50～60cm、深 60cm 的环状沟，三年内全园通翻一遍，翻耕时株施腐熟农家肥 30kg、过磷酸钙 1～2kg 或饼肥 2～3kg。可在园内间种豆类作物和绿肥，实行绿肥压青、铺草覆盖，经常保持土壤疏松、肥沃、无杂草、不干旱、不积水。幼树追肥以有机复合肥为主，加入少量尿素；成龄树追肥 3 次，开花前15～20 天株施果树专用复合肥 0.3 kg，叶面喷施 0.2%磷酸二氢钾+0.2%硼砂+0.2%尿素；5～6 月株施过磷酸钙 0.5kg；9 月下旬株施尿素 0.2kg。

2.4.3　灌水与排水

干旱地区果园要进行灌溉，保持园地土壤湿度为田间最大持水量的 70%～80%，低于 65%（清晨叶片上不显潮湿）应及时灌水；一般萌芽期、花前、花后均应各灌水 1 次，果实迅速膨大期视土壤墒情灌水 2～3 次；果实采收前15 天左右应停止灌水；灌水方式采用小沟灌、隔行灌和滴灌、微喷等，不可大水漫灌。

2.4.4　整形修剪

根据不同生长期，自 3 月下旬至 9 月下旬可进行抹芽控梢、摘心、剪除徒长枝、删除过密营养枝辅助修剪，修剪时要因树制宜，删密留疏，控制行间交叉，保持通风透光。修剪顺序为先大枝后小枝，先上后下，内外结合，剪口要平整，不留桩，锯口要用凿子或刀子削平，大剪口应涂保护剂。秋冬季节定植毛花猕猴桃后，可在离根茎 30cm 处留 3～4 个饱满芽短截，萌芽后选留 3 个新梢作主干，并呈扇形均匀绑缚在架面上，其余枝芽抹除。主干长至 1.7 m 时摘心，使之分生出 2～3 个主蔓。第二年将主蔓均匀绑缚在架面上，每隔 30cm 留1 个结果母枝，结果母枝长至 8 片叶时摘心。

2.4.5　疏花疏果

疏花时间为 4 月中上旬花蕾期，疏花时将部分侧花蕾、结果枝基部的花蕾疏掉。疏果时间为 6 月中下旬（花后 2～4 周），根据(4～6)：1 的叶果比例留果，先疏去小果、畸形果、病虫果和伤果。1 个叶腋有 3 个果实，应当留顶果，疏侧果。在 1 个结果枝上疏基部的果，留中、上部的果。短果枝留 1～2个果，中果枝留 2～3 个果，长果枝留 3～5 个果。毛花猕猴桃物候期主要生产操作要点见表 4。

表 4　毛花猕猴桃物候期主要生产操作要点

月份	1月	2月	3月	4月	5月	6月	7月	8月	9月	10月	11月	12月
节气	小寒 大寒	立春 雨水	惊蛰 春分	清明 谷雨	立夏 小满	芒种 夏至	小暑 大暑	立秋 处暑	白露 秋分	寒露 霜降	立冬 小雪	大雪 冬至
物候期	休眠期	萌芽、新梢生长、花芽分化期			开花期		谢花坐果期		养分积累、落叶期		休眠期	
主要生产操作要点	1. 立架、施基肥; 2. 冬季修剪; 3. 清园、翻耕	1. 开园、施催芽肥; 2. 控梢、摘心; 3. 芽前灌水; 4. 疏花蕾、整花序; 5. 扦插育苗; 6. 抹芽; 7. 追肥			1. 剪梢、摘心; 2. 疏花、追肥		1. 疏果; 2. 防虫害; 3. 果实分批采收、包装、运输。		1. 翻耕; 2. 施基肥; 3. 根部药材采收、晾晒		1. 立架、施基肥; 2. 冬季修剪; 3. 清园、翻耕	

3 病虫害防治

3.1 防治原则

贯彻"预防为主，综合防治"的植保方针，应以农业防治为基础，根据病虫发生、发展规律，因时、因地制宜合理运用农业防治、物理防治、生物防治、化学防治等措施，经济、安全、有效地控制病虫害。

3.2 防治要求

保持毛花猕猴桃树的正常发育，增强树体对病虫的抵抗能力，发挥园地自然天敌的控制作用，促进生态平衡，科学使用农药，达到减少用药次数，降低防治成本，提高防治效果，控制环境污染，确保毛花猕猴桃果实与药材优质高产。

3.3 防治措施

3.3.1 农业防治

尽量选择抗病虫害能力强的种质，避免与毛花猕猴桃有相同病虫害的作物混栽。加强培育管理，健壮树势，促进园地群体与个体通风透光，创造有利于生长发育的环境条件，使之不利于病虫害的发生。合理修剪，及时清除病虫害的枯枝、落叶、落果，减少病虫源。

3.3.2 物理防治

根据病虫害生物学特性，在园内放置糖醋液、性诱剂、诱虫灯、树干缠草等方法诱杀害虫，采取人工捕捉的办法消灭害虫。

3.3.3 化学防治

进行化学防治时，应选用高效、低毒、低残留和对天敌杀伤力低的药剂，对症下药，合理使用，注重喷药质量，减少用药次数，交替使用机制不同的药剂，延缓病虫抗药性，可以点治或挑治地不全面喷药。允许使用生物源、矿物源和生物农药。禁止使用国家禁止的剧毒、高残留及可能致癌、致畸、致突变的化学农药，遵守国家有关农药安全使用规定，严禁使用假冒伪劣农药。

3.3.4 常见病虫害

江浙地区人工栽培毛花猕猴桃常见病虫害及其防治方法见表5。

表 5　江浙地区毛花猕猴桃常见病虫害

病虫害	立枯病	膏药病	黑星病
发生期	7~9 月	6~8 月	5~6 月
防治方法	选择地势高，排水好，土壤疏松的土地，进行土壤消毒。发病时及时拔除病苗，并集中烧毁。喷施 1%~2% 硫酸亚铁溶液，或 70% 甲基托布津 1000 倍液	增强树势，剪除受害枝蔓，烧毁。花期喷 0.3% 硼酸液并在病树下撒施硼砂 1~2g/m²	冬季彻底清园，结合修剪除掉病蔓，烧毁，加强培育，注重肥水管理，提高自身抗病力。喷施 70% 甲基托布津 1000 倍液，或 50% 多菌灵 1500 倍液
病虫害	金龟子	叶蝉	吸果夜蛾
发生期	4~7 月	4 月，6 月，8 月	9~10 月
防治方法	用黑光灯或杀虫灯诱杀，或糖醋液加敌百虫诱杀。或 20% 氰戊菊酯乳油 3000 倍液，或 50% 速灭威 500 倍液	清理果园，刮除卵块烧毁。40% 乐果 1000 倍液，2.90% 敌百虫 1000 倍液	黑光灯或糖醋液诱杀，或灭扫利 3000 倍液

4　采　收

4.1　果实采收

4.1.1　采收时期

适时采收果实是保证果实丰产的重要措施。毛花猕猴桃果实达到生理成熟期时采收最佳，最佳采收期为谢花后 130 天左右，一般为 8 月中下旬。同一树果实成熟先后不一，要分期分批采收，多时每天 1 次，少则隔天 1 次，随熟随采。

4.1.2　采收方法

手工采摘，摘熟留"青"，轻采轻放轻挑，不宜用击落或摇落法，以小竹篮或塑料筐盛放，篮内或筐内衬新鲜树叶或其他植物叶片。病虫果、落地果及机械损伤的果实分开放置。

4.2　药材采收

毛花猕猴桃主要药用部位为根部，采收时间为果实采收后 1 个月左右，考虑到采收药材后，会对翌年果实产量产生影响，建议采用根部药材宜在果实盛果期后，一般市售嫁接苗 3 年，实生苗 5 年后即可采收药材。采收时采取分株采收，根据枝龄酌情采收，单株采挖量不大于全株的 1/2。以保证翌年果实产量。如果在盛果期时，开花挂果不理想的单株可以考虑以采收药材为主，但采收量不大于全株的 1/2。翌年开花时摘除全部花朵，限制植株生殖生长，优先保证根部营养生长。

5　包装、贮藏与运输

5.1　包　装

果实采收后在地头立即进行分级包装，或及时运到预冷场地从速进行分级包装，不得用麻袋、编织袋等软物盛放，没有预冷条件的，从采收到入库不宜超过 24h。药材采收以晾晒晒干为主，期间注意防潮。

5.2　贮　藏

果实与药材应分开贮藏，果实贮藏前应将库房打扫干净，用具洗净晒干，库房在 1 周前用 500 倍 50% 多菌灵或 1%～2% 福尔马林喷洒消毒，在入库前 24 小时敞开门，通风换气。药材贮藏库保持阴凉、干燥即可。

5.3　运　输

毛花猕猴桃果实与药材进行运输时，注意装车时不能堆压过紧，装车后及时启运，要有防雨防晒措施，药材运输时应特别注意防潮。

6　小　结

毛花猕猴桃是药食同源的珍贵植物，目前人工栽培技术较落后，大面积栽培基地较少，农民栽培大都采挖野生资源进行人工抚育，致使野生资源匮乏，产业急需统一栽培品种、繁育扦插苗木、提高栽培技术。本技术在多年科研试验基础上，结合地方环境实际集成，对促进毛花猕猴桃产业可持续发展提供了理论依据。

专题报告 11

黄精栽培遮阴试验研究

摘要：野生黄精多生于林缘地带，对光照要求比较特殊，在野生变种栽培过程当中，控制合适的光照条件非常重要。研究中选用市售遮阴度 50% 的遮阴网进行遮阴试验。设 3 个处理，分别为 1 层处理、2 层处理与 3 层处理，对照 CK 组不遮阴处理。统计移栽成活率，观察各处理生长特性，考察黄精主要农艺性状。研究表明，大田栽培黄精在 3 月中旬至 9 月采取遮阴处理，可促进黄精生长发育，提高移栽成活率。各遮阴处理中，以市售 50% 遮阴网 2 层遮阴处理效果最好。

关键词：黄精；栽培；遮阴

1　材料与方法

1.1　试验材料与仪器

供试材料为黄精块茎，采集于浙江省丽水市莲都区。原植物由课题组华金渭研究员鉴定为百合科植物黄精 *Polygonatum sibirifum* Red.。试验仪器：FA1104 分析天平（上海天平仪器厂产品）；AR-813A 照度计（上海申雨洋实业有限公司产品）；TPJ-21 型土壤温度记录仪（北京合众博普公司产品）。

1.2　试验方法

2013 年 12 月，每个处理选取长势均匀的块茎 100 根，全部种植于丽水市农科院中药材资源圃，栽后常规水肥管理。2014 年 3 月 15 日，采取遮阴处理，选用市售遮阴度 50% 的遮阴网，设 3 个处理，分别为 1 层处理、2 层处理与 3 层处理，对照 CK 组不遮阴处理。4 月与 5 月份为温度测量月，随机选取 5 个晴天与 5 个阴天，从 12：00 到 14：00 每隔 0.5 小时测量光照强度，晴天时，从 07：00 到 19：00 每隔 2 小时测量土层温度，均设 3 个点重复，计算平均值。2014 年 9 月 5 日，统计移栽成活率，观察各处理生长特性，考察黄精主要农艺性状，随机选取黄精植株 15 株，用卷尺与直尺测量株高、叶长与叶宽，计算叶长宽比=叶长/叶宽，用游标卡尺测量茎粗，统计叶片数与果实数，用 DPS7.05 版软件处理数据。

2　结果与分析

2.1　不同遮阴条件下光照强度与土层温度的变化

各遮阴处理光照强度与土层温度见表 1。由表 1 可见，遮阴处理对地表与土层降温明显，各遮阴处理组地表与土层温度均低于对照组。1 层遮阴试验组地表平均温度为 18.5℃，-10 cm 土层处平均温度为 15.4 ℃，而对照组地表平均温度为 21.1℃，-10 cm 土层处平均温度为 18.5℃。本试验对各遮阴处理光照强度进行了定量测定，晴天条件下，1 层遮阴处理遮阴率为 49.5%，2 层遮阴处理遮阴率为 76.3%，3 层遮阴处理遮阴率为 85.7%。温度与光照影响黄精生长与花器官发育，量化不同遮阴处理光照强度与土层温度的变化，可为探讨黄精高效栽培最佳遮阴条件提供理论依据。

表 1　不同遮阴处理光照强度与土层温度的变化

遮阴处理	温度（℃）						光照（×100Lux）	
	地表	-2cm	-4cm	-6cm	-8cm	-10cm	晴天	阴天
1 层遮阴	19.2	18.5	18.0	17.3	16.5	16.0	537.7	61.0
2 层遮阴	18.5	17.8	16.9	16.4	15.8	15.4	252.0	27.3
3 层遮阴	18.0	17.4	16.6	16.2	15.6	15.5	152.3	15.8
CK	21.1	20.5	19.9	19.3	18.8	18.5	1064.0	127.3

2.2　遮阴对黄精生长特性与移栽成活率的影响

野生黄精多生于林下、灌丛或山坡阴处，不同遮阴条件下黄精生长发育与移栽成活率存在差异。研究表明，供试黄精平均移栽成活率达 80.3%，遮阴处理影响野生黄精移栽成活率，其中 1 层遮阴处理移栽成活率最高，达

83.1%，对照组移栽成活率最低，仅为 76.8%。遮阴对黄精生长发育特性影响较大，对照组黄精植株叶片小，发黄，有倒伏现象发生，总体生长势不如试验组。各遮阴处理中，以 2 层遮阴处理黄精生长势最好，该处理植株较高，叶片深绿，长势均匀，见表 2。

表 2　不同遮阴条件下黄精生长特性与农艺性状比较（$\bar{x}\pm s$，$n=15$）

遮阴处理	生长特性	移栽成活率（%）	株高（cm）	茎粗（cm）	叶片数（片）	叶长（cm）	叶宽（cm）	叶长宽比	果实数（个）
1 层遮阴	植株较矮，叶片较小，颜色较深绿，倒伏较多，总体长势较差	83.1	85.68±21.59	0.75±0.16	15.6±4.07	18.85±1.85	6.11±0.90	3.14±0.59	26.6±10.3
2 层遮阴	植株高，叶片大，颜色深绿，边缘有黄边，无倒伏，长势均匀良好	82.5	98.34±20.03	1.11±0.17	16.2±3.83	23.21±3.01	6.38±1.02	3.69±0.44	33.2±15.2
3 层遮阴	植株较高，叶片较大，颜色绿，边缘有黄边，倒伏较多，长势一般	78.6	92.52±22.53	0.92±0.26	16.2±3.97	21.27±5.39	5.54±1.58	3.90±0.53	18.2±8.7
CK	植株矮，叶片小，颜色发黄，有倒伏，总体长势较差	76.8	76.70±15.63	0.83±0.14	15.0±3.01	18.51±2.66	5.07±0.67	3.75±0.85	16.2±10.4
平均值		80.3	88.31	0.90	15.8	20.46	5.78	3.62	23.6
F 值			0.68	3.68*	0.11	5.67**	3.82*	4.02*	0.64

*表示存在显著差异（$P<0.05$），**表示存在极显著差异（$P<0.01$）。

2.3　遮阴对黄精主要农艺性状的影响

不同遮阴处理下黄精主要农艺性状存在差异。从表 2 可见，除株高、叶片数与果实数指标外，其他农艺性状均存在显著（$P<0.05$）或极显著差异（$P<0.01$）。遮阴处理后，黄精主要农艺性状表现优于不遮阴对照组，各遮阴处理

中以 2 层遮阴处理黄精主要农艺性状表现最好，株高、茎粗、叶长、叶宽与果实个数指标均最高，分别达 98.34cm、1.11cm、23.21cm、6.38cm 与 33.2 个，3 层处理叶片数与 2 层处理相当，均为 16.2 片，叶片最狭长，叶长宽比为 3.14。从农艺性状表现看，黄精人工栽培需采取遮阴处理，各遮阴处理中以采取 2 层市售 50% 遮阴网条件为最佳。

3　小结与讨论

野生黄精多生于林缘地带，对光照要求比较特殊，在野生变种过程当中，控制合适的光照条件非常重要。大田栽培中，采取遮阴处理有降低到达叶片的光照强度、降低土层温度，降低植物表层内风速，减少空气流通，减弱水分蒸发，增加土壤保水量等作用，从而影响植物叶片解剖结构、光合特性、蒸腾速率等生理生化指标。本试验研究表明，大田栽培黄精在 3 月中旬至 9 月采取遮阴处理，可促进黄精生长发育，提高移栽成活率。各遮阴处理中，以市售 50% 遮阴网 2 层遮阴处理效果最好，该处理下黄精株高、茎粗、叶长、叶宽与果实个数等主要农艺性状表现优于 1、3 层遮阴网处理组。

专题报告 12

黄精激素与生根剂试验

摘要：以野生黄精为试验对象，研究不同生根剂浓度、不同激素配比对黄精生长的有效性。试验表明，不同生根剂与激素配比浓度对黄精生长发育存在较大影响，对黄精生长发育起到了促进或者抑制作用。生根剂试验组中，以S2促生长效果最好；激素配比试验组中，以J3组处理效果最佳。在黄精春季大田移栽过程中，用市售生根剂6000mg/L处理黄精地下块根，能较好地促进黄精生长发育，提高移栽成活率，改善地上部主要农艺性状。

关键词：黄精；栽培；生根剂；激素

1 材料与方法

1.1 试验材料

供试材料为野生黄精，种源地为浙江省丽水市莲都区大港头镇。原植物由本课题组华金渭研究员鉴定为百合科植物黄精 *Polygonatum sibirifum* Red.。

1.2 试验设计

设生根剂试验与激素配比试验。生根剂试验设3个处理组，分别为生根剂4000、6000、8000mg/L，生根剂为市售国光生根粉，购于四川国光农化股份有限公司。激素配比试验设5个处理组，分别为生长素IAA1000mg/L、细胞分裂素 BA500mg/L、IAA750mg/L + BA375mg/L、IAA500mg/L + BA250mg/L、IAA250mg/L+BA125mg/L，见表1。

表 1　生根剂与激素试验设计

编号	处理	编号	处理	编号	处理
S1	生根剂 4000mg/L	J1	IAA1000mg/L	J4	IAA500mg/L+BA250mg/L
S2	生根剂 6000mg/L	J2	BA500mg/L	J5	IAA750mg/L+BA375mg/L
S3	生根剂 8000mg/L	J3	IAA250mg/L+BA125mg/L	CK	水

1.3　试验方法

2013 年 12 月，统一收集野生黄精资源，保存于丽水市农科院大山峰中药材资源圃，至 2014 年 3 月，选取大小、长势均匀的黄精块根（$n=80$），统一移栽于黄精试验田。移栽后常规水肥、除草等大田管理，4 月 15 日，统一采取市售 2 层遮阴网（50%）进行遮阴处理。9 月 1 日，统计移栽成活率，观察各处理组黄精生长特性，考察地上部主要农艺性状，随机选取黄精植株 15 株，用卷尺与直尺测量株高、叶长与叶宽，计算叶长宽比＝叶长/叶宽，用游标卡尺测量茎粗，统计叶片数，用 DPS 7.05 版软件处理数据。

2　结果与分析

2.1　不同生根剂浓度对黄精生长发育的影响

不同生根剂试验组黄精生长发育存在差异（表 2）。由表 2 可见，生根剂处理组中，S2 组黄精移栽成活率、株高与叶片数指标最高，分别达到 86.7%、27.4cm 与 9.2 片，该组植株高，叶片小，较宽钝，颜色绿，无倒伏现象发生，总体长势最好；S1 组植株较矮，叶片较大而狭长，颜色较深绿，少有倒伏现象发生，总体生长势较一般，但该组茎粗指标最高，平均值达 0.37cm；S3 组植株高，叶片大，颜色深绿，无倒伏发生，总体生长势良好，该组叶片指标最好，平均叶长与叶宽达到了 12.9cm 与 3.8cm。试验表明，生根剂处理组黄精总体生长势优于 CK 组，从生长特性与移栽成活率看，大田移栽时使用生根剂处理黄精块根，可促进黄精生长发育，提高移栽成活率。各处理中，以 S2 组处理效果最好，即采用生根剂 6000mg/L 处理黄精块根促生长作用最佳。

2.2　不同激素配比对黄精生长发育的影响

不同激素配比试验组黄精生长发育存在差异。由表 2 可见，J3 组植株移栽成活率、株高、叶长与叶长宽比指标最高，分别达到 82.7%、17.5cm、

表 2　各试验组生长特性、移栽成活率与农艺性状 （$\bar{x}\pm s$，$n=15$）

编号	生长特性	移栽成活率（%）	株高（cm）	茎粗（cm）	叶片数（片）	叶长（cm）	叶宽（cm）	叶长宽比
S1	植株较矮，叶片较大，颜色较深绿，少有倒伏，长势一般	76.7	17.0±3.5	0.37±0.13	5.2±1.0	11.9±2.0	3.4±0.8	3.6±0.7
S2	植株高，叶片较小，颜色绿，无倒伏，长势好	86.7	27.4±8.5	0.35±0.04	9.2±1.9	11.1±2.7	3.5±0.6	3.2±0.4
S3	植株高，叶片大，颜色深绿，无倒伏，长势较好	82.9	24.8±6.7	0.34±0.07	6.4±1.9	12.9±1.1	3.8±0.6	3.4±0.5
J1	植株矮，叶片较小，颜色浅，略有倒伏，长势一般	70.0	15.5±4.8	0.33±0.10	5.2±2.1	11.2±3.0	3.5±0.9	3.2±0.5
J2	植株矮，叶片较小，颜色浅，边缘有黄边，较多倒伏，长势较差	76.7	14.3±4.2	0.26±0.07	6.8±1.8	9.9±3.2	3.0±0.9	3.2±0.5
J3	植株较矮，叶片较大，叶片较深绿，少有倒伏，长势较好	82.7	17.5±3.9	0.29±0.04	5.4±1.4	11.9±2.4	3.3±0.3	3.6±0.6
J4	植株矮，叶片小，颜色浅，边缘有黄边，长势差	63.6	15.8±6.9	0.25±0.05	5.8±1.0	8.2±1.8	2.9±0.4	2.8±0.5
J5	植株较矮，叶片较小，颜色较绿，较多倒伏，长势较差	63.3	16.4±3.5	0.25±0.04	5.4±0.8	10.2±2.4	3.2±0.6	3.2±0.6
CK	植株较高，叶片大，颜色较深绿，略有倒伏，长势较好	73.3	19.7±5.2	0.31±0.04	5.8±0.7	12.8±1.7	3.3±0.5	4.0±0.6
平均值		75.4	18.7	0.30	6.1	11.1	3.3	3.4
F 值			3.89*	3.63*	2.88*	5.12**	2.53*	4.69**

*表示存在显著差异（$P<0.05$），**表示存在极显著差异（$P<0.01$）。

11.9cm 与 3.6，该组植株较矮，叶片较大而狭长，颜色深绿，少有倒伏，总体长势较好；J1 组茎粗与叶宽指标最高，分别为 0.33cm 与 3.5cm，该组植株矮，叶片颜色浅，长势一般；J2 组叶片最多，平均每株有叶 6.8 片，该组总体长势较差。总体而言，用 IAA 与 BA 处理黄精块根后，对黄精促生长作用不明显，各处理组农艺性状表现普遍不如 CK 组，表现出抑制作用，特别是 J4 组与 J5 组移栽成活率与主要农艺性状表现显著低于 CK 组。

3　小结与讨论

植物激素是在植物体内合成，并从产生之处运送到别处，对生长发育产生显著作用的微量有机物。几十年来，人们已经将人工合成的植物激素应用于农业生产，并取得了显著的成果。本试验所用生根剂主要成分为 NAA（α-萘乙酸），属于植物生长素类激素，试验表明，不同生根剂与激素配比浓度对黄精生长发育存在较大影响，对黄精生长发育起到了促进或者抑制作用，生根剂试验组中，以 S2 促生长效果最好，而激素配比试验组中，以 J3 组处理效果最佳。

从 8 个试验组对比 CK 组看，黄精地上部主要农艺性状均存在显著（$P<0.05$）或极显著差异（$P<0.01$），生根剂试验组总体生长势优于激素试验组与 CK 组，激素试验组黄精生长发育普遍不如 CK 组。原因可能是市售生根剂组分浓度应用已经较成熟，而自行配制的 IAA 与 BA 浓度对黄精生长发育的作用尚处于摸索阶段，从 J4 与 J5 组对比 J3 组看，过高的激素浓度甚至抑制了黄精的生长发育，这也为下一步配制最佳促生长或抑制生长作用浓度配比提供了参考。综上所述，在黄精春季大田移栽过程中，用市售生根剂 6000mg/L 处理黄精地下块根，能较好地促进黄精生长发育，提高移栽成活率，改善地上部主要农艺性状。

专题报告 13

西红花-水稻轮作技术

摘要：西红花即鸢尾科 Lridaceae 多年生草本植物番红花 *Crocus sativus* L.，具有活血化瘀、凉血解毒、解郁安神的功效。本研究根据西红花生长习性及开花、结果等生物学特性，在选址原则和空气、水、土壤等环境要求，种球准备、大田栽培、室内培育及水肥管理、病虫害防治、花期管理、采收烘干及水稻的栽培管理等方面优化集成西红花-水稻轮作技术，以指导西红花高效栽培。

关键词：西红花；水稻；轮作技术

1 栽培环境

1.1 选址原则

宜选择生态条件良好，冬季最低气温不低于-10℃，夏季较凉爽、昼夜温差大的农业区域。

1.2 空气质量与试验方法

符合 GB 3095 规定的二级标准，环境空气质量试验方法见表1。

表1 环境空气质量试验方法

项 目	试验方法	方法来源
总悬浮颗粒物（TSP）	重量法	GB/T 15432
二氧化硫（SO_2）	甲醛吸收-副玫瑰苯胺分光光度法	GB/T 15262
氮氧化物	Saltzman 法	GB/T 15436
氟化物	石灰滤纸氟离子选择电极法	GB/T 15433

1.3　灌溉水质量与试验方法

符合 GB 5084 规定的旱作农田灌溉水质量标准，灌溉水质量试验方法见表 2。

表 2　灌溉水质量试验方法

项　　目	试验方法	方法来源
pH 值	玻璃电极法	GB/T 6920
总汞	冷原子分光光度法	GB/T 7468
总镉	原子吸收分光光度法	GB/T 7475
总砷	二乙基二硫代氨基甲酸银分光光度法	GB/T 7485
总铅	原子吸收分光光度法	GB/T7475
铬（六价）	二苯碳酰二肼分光光度法	GB/T 7467
氟化物	离子选择电极法	GB/T 7484
氰化物	异烟酸–吡啶啉酮比色法	GB/T 7486

1.4　土壤质量与试验方法

符合 GB 15618 规定的二级标准，土壤环境质量试验方法见表 3。

表 3　土壤环境质量试验方法

项　　目	试验方法	方法来源
镉	KI–MIBK 萃取原子吸收分光光度法	GB/T 17140
汞	冷原子吸收分光光度法	GB/T 17136
砷	二乙基二硫代氨基甲酸银分光光度法	GB/T 17134
铜	火焰原子吸收分光光度法	GB/T 17138
铅	石墨炉原子吸收分光光度法	GB/T 17141
铬	火焰原子吸收分光光度法	GB/T 17137
锌	火焰原子吸收分光光度法	GB/T 17138
镍	火焰原子吸收分光光度法	GB/T 17139
六六六	气相色谱法	GB/T 14550
滴滴涕	气相色谱法	GB/T 14550

2　高产栽培

2.1　原植物

西红花即鸢尾科 Lridaceae 多年生草本植物番红花 *Crocus sativus* L.。种球扁圆形，近似于洋葱头或大蒜形态，外被有褐色膜质鳞片，内乳白色、肉质，上具多个芽眼。株高 15cm 左右，无地上茎，叶基丛生、无柄、窄长线形，叶脉白色，叶缘稍反卷，基部有 3~5 片宽阔的鳞片。花顶生，花被裂片 6，2 轮排列，内、外轮花被裂片皆为倒卵形，顶端钝，长 4~5cm；雄蕊直立，长 2.5cm，花药黄色，顶端尖，略弯曲；花柱橙红色，长约 4cm，上部 3 分枝，分枝弯曲而下垂，柱头略扁，顶端楔形，有浅齿，较雄蕊长，子房狭纺锤形。蒴果椭圆形，长约 3cm。花期 10 月下旬至 11 月上旬。花柱及柱头供药用。

2.2　种球准备

为达到高产目的，栽种前留足 1~2 个顶芽即可，除净所有侧芽。

2.3　选地整地

（1）选地：宜选冬春气候温暖、湿润、阳光充足、土壤疏松肥沃、呈微碱性、持水性强、排水良好的田块。

（2）整地：整地结合施基肥进行，栽种前深翻土壤，打碎土块，拣除前作残根，耙平田面。并起沟整平作畦，畦宽 1.30m，沟宽 30~40cm，高 15cm，以利排水。

2.4　移栽大田

（1）移栽时间：采花结束后选择晴天进行，以 11 月底或 12 月初为宜，不得超过 12 月中旬。

（2）用种量：用种量视种球大小而定，统货种球保持在 5000~6500kg/hm²。

（3）栽培密度与深度：行距为 20~25cm，株距为 15~20cm，深度为 6~8cm。

（4）栽种与覆草：在畦面上按（3）方法栽种，然后在行间盖一层稻草，并将沟中的泥土敲碎覆盖于畦面，栽培种球必须平行整齐，以便采收。

2.5 施 肥

（1）基肥：西红花施肥采取有机肥与无机肥相结合的方式，按照纯氮肥总量 750kg/hm² 施肥，基肥施用量为总量的 60%，追肥为总量的 40%，整地时，施入油菜饼肥和尿素各 225kg/hm²，深翻入土打底，基肥施用时间为栽种前 10~15d。

（2）追肥：西红花大田生长期共需追肥 3 次，1 月初进行第一次追肥，施入人尿和尿素各 52.5 kg/hm²；2 月上旬看苗进行第二次追肥，用人尿和尿素各 45kg/hm² 浇施；3 月初第三次追肥，用人尿和尿素各 52.5kg/hm² 浇施。

2.6 灌 溉

栽种后应保持土壤湿润，如干旱要在沟中灌水 1~2 次，以沟全部淹没为限；春季雨水多时田间应及时清沟排水。

2.7 除 草

杂草及时手工拔除，4 月中旬西红花老叶正常转黄后停止除草。

2.8 病虫害防治

（1）病虫种类：主要以细菌性腐烂病、西红花枯萎病为主；虫害主要有罗宾根螨与蚜虫。

（2）农业防治：加强田间管理，增施有机肥，结合氮、磷、钾肥配合施用；严格选用无病种球和抗性好的种球，可采用异地换种减轻病害的发生，一经发现病株，立即拔除，并挖除带菌的土壤。

（3）化学防治：田间如有细菌性腐烂病或枯萎病发生，发病初期及时选用对口农药防治。细菌性腐烂病用 1000 万单位农用链霉素 3000 倍液喷雾防治。枯萎病用 70% 甲基硫菌灵 1000 倍液或 50% 多菌灵 1000 倍液或 20% 三唑酮 1500 倍液喷雾防治。细菌性腐烂病或枯萎病用药安全间隔期为 30d。若有蚜虫，用 10% 乐果乳剂 0.05% 的溶液喷杀，同时要做好防田鼠与野兔工作。

2.9 种球收获

（1）收获：5 月中上旬，西红花地上部分完全枯黄时选晴天并土壤较燥时收获，先清除畦面杂草，从畦的一端按次序进行挖掘。

（2）存放：把挖出的种球运回光线明亮、通风的室内，剔除病害与受损种球，完好种球薄摊在木匾上，置于干燥地面，摊放高度不超过 30cm。

3 室内培育

3.1 培育房间要求

要求门窗完好，通风透光，阴凉干燥，以泥地为佳，注意防老鼠与松鼠，培育地点尽量选择中高海拔地区。

3.2 种球整理

剔除有病斑、虫斑和受伤的种球。

3.3 上 架

在木匾上放至 8 月下旬，即可上架，整理种球头朝上，一层。装好种球的匾放到分多层的架子上，每层放一匾，层间距 40cm，底层离地面 50cm 左右。

3.4 抽芽前管理

种球上架后，室内以少光阴暗为主，室温控制在 30℃ 以下，室内保持相对湿度 60% 左右。夏季高温季节采用门窗挂草帘或深色窗帘遮光、搭凉棚、房顶盖草、地面洒水或喷雾等措施来调节室内温湿度。

3.5 抽芽期管理

（1）光照：种球萌芽后，当芽长 3cm 时，逐渐增强室内光线，避免直射，根据芽的长度调控室内光线强弱。即芽过长要增加光线亮度，过短则减弱光线亮度。同时，匾要经常上下左右互换位置。

（2）留芽：根据种球个体大小合理留芽，保留顶芽 1~2 个，35g 以上种球宜留芽 2 个，35g 以下种球留芽 1 个即可。

（3）抹侧芽：留足顶芽，及时摘除种球四周长出的侧芽。

3.6 花期管理

开花期注意光、温、湿调控，室内光线要求明亮，温度控制在 20℃ 以下，相对湿度保持在 60%~70%，必要时可喷水增湿。

4　花丝采收、烘干与包装

4.1　采　收

当西红花的花蕾初开时及时采摘，先集中采下整朵花后再集中剥花，采摘时断口宜在花柱的红黄交界处，剥花用手指撕开花瓣，取出花丝。

4.2　烘　干

当天采下的花丝摊薄，宜在 40~50℃ 条件下烘干至含水量 10%。

4.3　标志、标签、包装、运输和贮存

（1）标志、标签、包装：应符合 GB 7718 预包装食品标签通则、国家质检总局第 102、123 号令《食品标识管理规定》及 GB/T 191 包装储运图示标志的规定。

（2）运输：运输工具保持干燥、卫生，运输中应做好防雨、防潮、防暴晒措施。

（3）贮存：储放应干燥、通风、避光，并定期检查。

（4）保质期：在符合本标准规定条件下，自收获烘干之日起，西红花的花丝保质期为 2 年。

5　水稻良种选择

选用米质优、产量高、抗性好的甬优 15 号、甬优 12 号、甬优 9 号、中浙优 1 号、中浙优 8 号等水稻品种。

6　水稻播种

西红花采收一般在 5 月中上旬，采收后 3~4d 施猪粪基肥 1000kg/亩，水稻播种时间为 6 月初，大田播种量为 0.5~0.75kg/亩，播种后 4~5d 用除草剂除草。

7　水稻肥水管理

播种后到 1 叶 1 心期保持畦面无水而沟中有水，以防 "高温烧芽"，1 叶 1 心到 2 叶 1 心期仍保持沟中有水，畦面不开裂不灌水上畦，开裂则灌 "跑马水" 上畦，3 叶期以后灌浅水上畦，以后浅水勤灌促进分蘖，遇高温天气，可日灌夜排降温。晚稻 1 叶 1 心期追施 "断奶肥" 和 300mg/kg 浓度多效唑每亩药液 75 kg 喷施 1 次，4~5 叶期施 1 次 "接力肥"，移栽前 3~5d 施 "送嫁肥"，每次施肥量不宜过多，以每亩施尿素和氯化钾各 3~4 kg 为宜。

8　水稻病虫害防治

浙西南地区单季晚稻主要病虫有稻蓟马、螟虫、白背飞虱、灰飞虱、叶蝉、稻秆潜蝇及南方水稻黑条矮缩病和其他水稻病毒病。秧田期治虱防病：①于秧苗冒青至移栽前，隔 5~7d 喷 1 次药防治稻飞虱，减少苗期传毒概率；②每亩用 25% 噻嗪酮（扑虱灵）可湿性 30~50g 加 40% 毒死蜱（乐斯本）100g 对水喷雾，田间病毒病有零星发生时每亩加入稻博士 100g 防治，对发病秧苗及时拔除，集中深埋入泥中，减少交叉传毒。秧田期螟虫：每亩用 2% 阿维菌素 100mL，或 20% 氯虫苯甲酰胺 10mL，或 10% 阿维·氟酰胺 30mL，于 5 月中旬开始隔 7 d 防治 1 次，做好轮换用药，共治 2~3 次。

专题报告 14

丽水地产灵芝的研究进展

摘要：为了对丽水地产灵芝的质量做出进一步客观、科学、全面的评价，本研究对丽水地产灵芝等具有代表性的优势中药材进行考察，了解其种植、培育情况。并对不同品种、不同年份、不同生长环境的种植样品进行采样，运用科学的分析检测方法对丽水产灵芝的质量进行评价，为促进灵芝及其制剂研制水平和质量控制水平的提高，为全面评价和利用灵芝提供科学依据。

关键词：丽水；灵芝；研究进展

灵芝为多孔菌科真菌赤芝 *Ganoderma lucidum*（Leyss. ex Fr.）Karst. 或紫芝 *Ganoderma sinense* Zhao, Xu et Zhang 的干燥子实体。具有补气安神、止咳平喘的功效。常用于心神不宁，失眠心悸，肺虚咳喘，虚劳短气，不思饮食等。丽水灵芝历史文化悠久，尤其是龙泉，古时就产灵芝。据龙泉县志记载，南宋淳熙十一年（1185 年）处州姜特立，召为朝官，其"香菌"一诗，热情赞扬了龙泉灵芝的稀少珍贵。龙泉市境内溪流密布，林木茂盛，空气清新，得天独厚的自然地理环境和阔叶林资源，良好的气候与土壤条件，加之龙泉人民科学的栽培管理技术，造就了龙泉灵芝朵大、肉厚、色泽好、结构致密、品质优良、孢子饱满的极佳品质。2010 年 1 月，龙泉灵芝成功申报国家地理标志保护产品。为了对丽水地产灵芝的质量做出进一步客观、科学、全面的评价，课题组在李水福主任中药师的带领下对丽水地产灵芝等具有代表性的丽水优势中药材进行考察，了解其种植、培育情况，并对不同品种、不同年份、不同生长环境的种植样品进行采样，运用科学的分析检测方法对丽水产灵芝的质量进行评价，为促进灵芝及其制剂研制水平和质量控制水平的提高，为全面评价和利用灵芝提供科学依据。

1　灵芝的主要活性成分

灵芝含有丰富的营养物质和生物活性成分。近年来的研究表明，灵芝的主要生理活性成分有灵芝多糖、三萜类化合物、蛋白质、多肽、核苷类、呋喃类、甾醇、生物碱和氨基酸等。而其中的灵芝多糖、三萜类化合物和蛋白质是灵芝的主要活性成分。灵芝多糖和肽多以蛋白多糖或糖肽的形式存在。

1.1　灵芝多糖

灵芝多糖大多存在于灵芝细胞内壁中，多糖链由 3 股单糖链构成，是一种螺旋状立体结构，其立体构型与 DNA、RNA 相似。灵芝多糖大多为异多糖，除了含有 D-葡萄糖外，大多还含有 D-半乳糖、D-甘露糖、D-木糖、D-岩藻糖、L-鼠李糖、L-阿拉伯糖等单糖。灵芝多糖中发挥免疫调节作用的主要成分是水溶性的 β-1，3-D-葡聚糖和 β-1，6-D-葡聚糖。

1.2　三萜类化合物

灵芝三萜化学结构较为复杂，为高度氧化的羊毛甾烷衍生物，多数具有苦味。目前已从灵芝子实体、孢子粉以及菌丝体中发现和分离了 130 余种三萜类化合物，并进行了结构解析。结构相似而功能不同的三萜类化合物以字母来命名，如灵芝酸 A、B、C、D、E、G、I、L、Ma、Mb、Mc、Md、Mg；赤芝酸 A、B、C、D、E、F、O 等。其他的代表性化合物还有灵芝内酯、灵芝酸 DM（3，7-二氧化-8，24-（E）-二烯-羊毛甾-26 酸）、灵芝醇、灵芝萜烯二醇、灵芝醛、灵芝甾酮、麦角甾酮及其衍生物等。

1.3　蛋白质

灵芝蛋白质有多种类型，包括真菌免疫调节蛋白（fungal immunomodulatory protein，FIPs）、凝集素（lectin）、糖蛋白（glycoprotein）、酶等。对灵芝蛋白研究最多的是免疫调节蛋白 lingzhi-8（LZ-8）。

2　灵芝的药理作用

现代医学研究认为，灵芝及其提取物具有多种药理作用。如：抗肿瘤、增强免疫功能、降血糖、保肝、抗衰老、抗炎、抗凝血等。报道最多的是灵芝多糖的抗肿瘤、抗衰老和免疫调节作用，以及灵芝酸的降血压、降血液黏稠度、减低血栓形成及促进血液循环等作用。

3　课题组的研究内容

3.1　样品收集

于采收期（9 月）收集丽水地区，主要是龙泉产灵芝。龙泉灵芝基本为赤芝，紫芝较少。2014~2015 年收集赤芝子实体及相应灵芝孢子粉。另收集丽水本地产破壁灵芝孢子粉 12 批。

3.2　样品的前处理

对基地采集的样品进行干燥，选择阴干、烘干（55℃）2 种方式进行处理，比较各项检测指标的差异。

3.3　样品各项指标的测定

3.3.1　多糖测定

采用 UV 法测定各批次灵芝中多糖的含量。

（1）对照品溶液的配置：精密称取无水葡萄糖对照品 15.35mg，加水溶解稀释成每毫升含 92.1μg 的溶液。

（2）标准曲线的制备：精密量取对照品溶液 0.2、0.4、0.6、0.8、1.0、1.2mL 至刻度试管中，精密加水至 2.0mL，混匀，在冰水浴中缓缓精密加入蒽酮-硫酸溶液 6mL，混匀，放冷后置水浴中加热 10min，取出，立即置冰水浴中冷却 15min，取出，以相应试剂为空白。照紫外-分光光度法，在 625nm 波长处测定吸光度。以吸光度为纵坐标，浓度为横坐标，绘制标准曲线。回归方程为 $Y=0.0396X+0.03523$，$r=0.9981$，浓度在 $2.30~13.8μg/mL$ 范围内线性关系良好。

（3）样品溶液的制备及测定：称取 60℃干燥至恒重的灵芝子实体粉末和灵芝孢子粉样品 1.0g，置圆底烧瓶中，加入水 50mL，置水浴中回流 2.5 小时，趁热过滤至 100mL 量瓶中，残渣用水洗涤 2 次，每次 5mL，合并滤液与洗液，放冷，加水稀释至刻度，摇匀，精密量取 2mL，置 15mL 具塞试管中，照标准曲线的制备项下的方法，自加水至 2.0mL 起，依法测定吸光度，计算。

3.3.2　重金属的测定

利用 AAS 方法测定样品中重金属元素 Pb、Cd 的含量。

（1）仪器：3500AA 型原子吸收分光光度计（美国 Themofisher）微波消解仪（CEM）；电子天平（XS104，上海恒刚衡器天平有限公司）。

（2）标准溶液的制备（表 1）：

表 1　配制标准溶液的元素种类及浓度　　　　　单位：μg/L

元　素	0	1	2	3	4	5	相关系数	回归方程
Pb	0	2.0	4.0	8.0	10.0	20.0	0.9964	A = 0.00472C+0.0098
Cd	0	0.2	0.4	0.8	1.5	2.0	0.9971	A = 0.05957C+0.0016

（3）样品溶液的制备：取灵芝样品粗粉 0.2g 置聚四氟乙烯消解罐内，加硝酸 8.0mL，混匀，浸泡过夜，置微波消解仪内进行消解，程序为：由室温经 5min 升至 120℃，保持 3 分钟；经 10min 升至 150℃，保持 3 分钟；再经 5min 升至 180℃，保持 25 分钟。消解完成后，内罐置电热板上缓缓加热赶酸至约 1mL，放冷，用 1% 硝酸溶液转移至 50mL 容量瓶中并稀释至刻度，即得。

（4）测定条件（表 2）

表 2　3500AA 型原子吸收分光光度计的测试条件

元　素	Pb	Cd
波长（nm）	283.3	228.8
干燥温度（℃）	100	120
灰化温度（℃）	800	800
原子化温度（℃）	1300	1250

3.3.3　指标性成分的含量测定

查阅相关资料，采用 HPLC-DAD 法测定样品中灵芝三萜酸类成分的含量。

（1）色谱条件：色谱柱为 Agilent-SB C18（250mm×4.6mm，5μm），流动相为乙腈（A）-0.1% 冰醋酸（B），梯度洗脱（0~20min A 的体积分数 30%→40%）体积流量为每分钟 1.0mL，柱温 30℃，检测波长为 254 nm。

（2）对照品溶液的制备：精密称取灵芝烯酸 D 对照品适量，置 25mL 量瓶中，加甲醇溶解并稀释至刻度，摇匀，制成每 1mL 约含 180μg/mL 的对照品溶液。

（3）供试品溶液的制备：取灵芝子实体粗粉约 0.5g，精密称定，置具塞锥形瓶中，加入甲醇100mL，加热回流1小时，放冷，滤过，滤液蒸干，残渣加甲醇溶解至5mL量瓶中，加甲醇稀释至刻度，摇匀，用0.45μm的微孔滤膜过滤，即为供试品溶液。

（4）线性关系考察：精密吸取对照品溶液适量，分别制成灵芝烯酸D质量浓度为36.88、73.76、184.4、368.8、737.6μg/mL的对照品溶液，准确吸取5μL，按上述确定的色谱条件进行测定，分别以对照品的浓度（X）为横坐标，峰面积积分值（Y）为纵坐标，得灵芝烯酸D回归方程为$Y = 7.9197X - 0.5987$，$R^2 = 1.0000$。结果表明，灵芝烯酸D在0.1844~3.688μg内与峰面积呈良好的线性关系。

3.3.4 特征图谱的研究

采用HPLC-DAD方法确定样品的特征图谱，考察不同批次不同种源灵芝子实体间差异性。

（1）仪器与试药：Agilent 1260高效液相色谱仪（美国安捷伦公司）；电子天平（XS104，上海恒刚衡器天平有限公司）；灵芝烯酸D对照品（批号140504，质量分数为90.0%）、灵芝酸B（批号140804，质量分数为98.0%）、灵芝酸C_2对照品（批号150320，质量分数为98.0%）对照品均购自成都普菲德生物科技有限公司，乙腈（德国默克公司生产）、冰醋酸均为色谱纯；水为娃哈哈纯净水。

（2）色谱条件：色谱柱为Agilent-SB C18（250mm×4.6mm，5μm），流动相为乙腈（A）-0.1%冰醋酸（B），梯度洗脱（0~20min A的体积分数30%→40%）体积流量为1.0mL/min，柱温30℃，检测波长为254nm。

（3）对照品溶液的制备：精密称取灵芝烯酸D、灵芝酸B、灵芝酸C2对照品适量，分别置25mL量瓶中，加甲醇溶解并稀释至刻度，摇匀，作为对照品溶液。取上述三种对照溶液各2mL置同一10mL量瓶中，制成每1mL约含灵芝烯酸D、灵芝酸B、灵芝酸C 280μg/mL的混合对照品溶液。

（4）供试品溶液的制备：取灵芝子实体粗粉约0.5g，精密称定，置具塞锥形瓶中，加入甲醇100mL，加热回流1小时，放冷，滤过，滤液蒸干，残渣加甲醇溶解至5mL量瓶中，加甲醇稀释至刻度，摇匀，用0.45μm的微孔滤膜过滤，即为供试品溶液。

（5）线性关系考察：精密吸取对照品溶液适量，分别制成含灵芝烯酸D质量浓度为18.44、36.88、73.76、184.4、368.8、737.6μg/mL；含灵芝酸B质量浓度为22.25、44.50、89.0、178.0、356.0、712.0μg/mL；含灵芝酸C_2质量浓度为22.26、44.52、89.04、178.08、356.16、712.32μg/mL的混合溶

液，准确吸取 5μL，按上述确定的色谱条件进行测定，分别以对照品的浓度（X）为横坐标，峰面积积分值（Y）为纵坐标，得灵芝烯酸 D、灵芝酸 B、灵芝酸 C_2 回归方程分别为 $Y = 7.9223X - 1.9942$，$R^2 = 1.0000$；$Y = 3.7749X + 2.9632$，$r = 1.0000$；$Y = 2.8002X + 0.1552$，$R^2 = 1.0000$。结果表明，灵芝烯酸 D、灵芝酸 B、灵芝酸 C_2 分别在 0.0922 ~ 3.688μg、0.1113 ~ 3.560μg、0.1113 ~ 3.562μg 内与峰面积呈良好的线性关系。

（6）特征图谱的确定：取供试品溶液 5μL 注入液相色谱仪，依照色谱条件记录色谱图，分别测定 14 批样品。经比较分析，有 14 个色谱峰为 14 批灵芝共有，保留时间依次为 11.2（1）、12.4（2）、13.2（3）、13.5（4）、14.8（5）、15.5（6）、16.2（7）、16.6（8）、17.3（9）、18.7（10，S）、20.2（11）、23.1（12）、24.3（13）、29.4（14），通过液相色谱（DAD 检测器）定位发现，1 号峰为灵芝酸 C_2，6 号峰为灵芝酸 B、12 号峰为灵芝烯酸 D。10 号峰相对峰面积较大，较稳定，故选 10 号峰为参照峰 S，各峰保留时间的 RSD 为 0.08% ~ 0.27%，相对峰面积的 RSD 为 15.1% ~ 115.6%，显示灵芝子实体中均含有上述 14 个共有成分，但含量差异性较大。

（7）指纹图谱的相似性评价：应用卫生部药典委员会颁布的"中药色谱指纹图谱相似度评价系统"（2012 版）软件对 14 批灵芝图谱进行处理，分别采用平均值和中位值计算，所得灵芝特征图谱的相似度均在 0.93 以上，表明建立的特征图谱技术指标稳定。

4　课题组研究成果

4.1　灵芝的味道

灵芝及灵芝孢子粉的味道广受争议，本课题组通过对灵芝基地的多次考察及对样品的检测发现，灵芝子实体味苦，所产灵芝孢子粉则味淡，无苦味。

4.2　灵芝的干燥方式

课题组考察了阴干及烘干（55℃）2 种干燥方式对灵芝各指标的影响，结果发现灵芝通过烘干后所得的三萜酸类成分微高，其余指标无明显差别。由于灵芝含水量较大，约在 50% 以上，阴干时间长，易霉变，故认为烘干为较合适的干燥方式。

4.3　完成灵芝的特征成分检测

　　课题组参考相关报道，对各批次灵芝子实体及灵芝孢子粉中灵芝烯酸 D、灵芝酸 B、灵芝酸 C_2 的含量同时进行测定（表3）。结果显示灵芝孢子粉中几乎检测不到三萜类成分的存在，与陈军辉等发现的灵芝子实体中所含三萜类化合物明显高于孢子粉的结论类似，可能与检出限及取样量有关。

表3　丽产灵芝含量及重金属测定结果　　　　单位：%、mg/kg

样品号	采集地	多糖	灵芝烯酸 D	灵芝酸 B	灵芝酸 C_2	Pb	Cd
1	龙泉兰巨乡	0.4935	0.8307	0.2574	0.2494	0.4835	0.1754
2	龙泉兰巨乡	0.5042	0.9126	0.2539	0.2839	8.448	0.2461
3	龙泉兰巨乡	0.5664	0.7798	0.6312	0.5898	0.5214	0.1369
4	龙泉兰巨乡	0.5391	1.5870	0.2112	0.4165	5.522	0.2168
5	龙泉兰巨乡	0.7264	0.1917	0.2236	0.3037	0.0564	0.6842
6	龙泉兰巨乡	0.5937	0.6798	0.1925	0.3144	16.14	1.8710
7	龙泉兰巨乡	0.7631	0.4780	0.2075	0.2167	0.3417	0.7990
8	龙泉兰巨乡	0.5069	0.5395	0.3732	0.2174	19.18	1.5980
9	龙泉兰巨乡	0.6019	0.5955	0.3219	0.3546	0.6700	0.4676
10	龙泉兰巨乡	0.5122	1.5708	0.2528	0.3501	1.706	0.3667
11	龙泉兰巨乡	1.9234	0.2603	0.1614	0.2392	0.2089	0.6778
12	龙泉兰巨乡	1.9386	0.8485	0.1290	0.2018	0.1960	0.2555
13	浙江五养堂药业有限公司	1.7993	0.6458	0.2230	0.1879	0.3662	0.6956
14	浙江五养堂药业有限公司	1.9866	0.5438	0.1681	0.1766	0.1908	0.2897
15	浙江国镜药业有限公司	1.9904	0.6780	0.2312	0.2198	0.4217	0.3934
16	龙泉纪沟灵芝有限公司	2.0906	0.5725	0.2113	0.3125	0.4127	0.3102

　　各批次灵芝子实体中上述 3 种成分的含量以灵芝烯酸 D 含量最高，含量范围在 0.26~3.09mg/g 之间。灵芝酸 B、灵芝酸 C_2 含量相当，含量范围在 0.2~0.6mg/g 之间。课题组曾经考察灵芝菌盖与菌柄中上述 3 种成分的差异，结果显示灵芝烯酸 D 在菌柄中的含量普遍高于菌盖，灵芝酸 B、灵芝酸 C_2 无明显差异。课题组采集的灵芝样品产地虽相同，但种源不同，分为不产粉型灵芝及产粉型灵芝，结果不产粉型灵芝中上述 3 种成分含量差异性不大，产粉型灵芝中灵芝烯酸 D 含量明显高于灵芝酸 B 和灵芝酸 C_2。但通过实验发现，三

萜类成分含量与灵芝子实体自身产粉量并无直接联系。课题组也考察了一年生灵芝与两年生灵芝的三萜含量差异，发现两年生灵芝的三萜类成分高于一年生灵芝。

4.4　完成灵芝多糖的检测

灵芝多糖的测定主要是蒽铜-硫酸比色法。多糖含量结果显示（表3），灵芝子实体的多糖含量均达到《中国药典》2010年版"不低于0.5%"的标准要求，灵芝孢子粉也达到《浙江省食品药品监督管理局关于修订灵芝孢子粉炮制规范的通知》（浙食药监注〔2014〕20号文件）的要求，远超过"不得少于0.80%"的限度要求。表明丽水市龙泉产灵芝孢子粉多糖含量较高。

4.5　完成灵芝重金属的检测

课题组通过对丽水产5批灵芝子实体（菌盖及菌柄）、6批灵芝孢子粉（其中3批为破壁灵芝孢子粉）中Pb、Cd 2种重金属的测定发现，灵芝子实体菌盖部分重金属含量与灵芝孢子粉差异较小，但菌柄中Pb、Cd含量均明显高于菌盖（表3）。将两元素测定结果与《药用植物及制剂进出口绿色标准》限量进行比较，菌柄中Pb含量均超过5.0μg/g标准，而3批灵芝、4批孢子粉中Cd含量均超过0.3μg/g的标准。可见本地灵芝子实体及孢子粉均应控制重金属Cd的含量，在栽培种植阶段应重点关注土壤及环境中Cd对灵芝的影响。

4.6　完成灵芝特征图谱的建立

通过14批灵芝子实体的测定分析，发现各特征峰相对峰面积有较大差异，但整体特征相似，相似度在0.93以上，说明相同产地栽培的灵芝亦存在差异性，但同时也有较好的相关性。由灵芝特征图谱及成分含量可知，灵芝子实体中所含灵芝三萜类成分种类较多，且含量较高，可考虑运用多指标成分测定的方法分析灵芝中灵芝酸的总量。

灵芝在丽水龙泉地区有广泛种植，建立代表性的特征图谱对控制灵芝质量，鉴别品种有着指导性的意义。本课题通过对丽水龙泉产灵芝的多糖含量、重金属含量、指标性成分测定及特征图谱的建立等方法，科学、全面的对丽水地产灵芝的质量进行考察和研究，其研究结果有利于促进灵芝及其制剂研制水平和质量控制水平的提高，为全面评价和利用灵芝提供科学依据。

专题报告 15

丽水地产铁皮石斛质量评价

摘要：铁皮石斛为兰科植物铁皮石斛的干燥茎，具有降血糖、降血脂、防癌抗癌、抗衰老等功效。本课题组旨在通过对丽水地区不同季节、月份采收的铁皮石斛中多糖、甘露糖成分的动态监测及特征成分的研究测定，完善铁皮石斛的质量标准，为全面比较及评价铁皮石斛的质量，科学筛选出种植及采收最佳时间，确定关键质控点，提高和指导铁皮石斛的种植加工产业技术，推动铁皮石斛产业的健康发展提供科学依据。

关键词：丽水；铁皮石斛；研究进展

铁皮石斛为兰科植物铁皮石斛 *Dendrobium officinale* Kimura et Migo 的干燥茎，生长在热带或亚热带地区，悬崖峭壁背阴处的崖缝间，根不入土，常年饱受云雾雨露滋润。在我国分布在长江流域以南地区，广东、浙江、江西、云南等地。主要成分为石斛多糖、石斛碱、6-羟基石斛碱、石斛次碱、黄酮类、多种氨基酸及微量元素等。铁皮石斛的药效历代药学经典均有记载：《本草纲目》将铁皮石斛列为药用；《神农本草经》将其列为上品。药典指出铁皮石斛具有生津、止渴、镇痛、消除水肿之功效，主治热病阴虚、目暗、胃弱、声音嘶哑等疾病，对声带疲劳、声音嘶哑，恢复其美音有特殊疗效。《中国药典》2010 年版一部中收载，认为其具有益胃生津、滋阴清热的作用。近年来对铁皮石斛的研究越来越多，有报道认为铁皮石斛还具有降血糖、降血脂、防癌抗癌、抗衰老等功效。神奇的功效使铁皮石斛越来越多地受到广大消费者青睐。

长期以来，人们用此药都是依靠采挖收集野生资源，而野生石斛繁殖率极低，成活率低、产量稀少，导致铁皮石斛濒危灭绝，引发其价格一涨再涨。在美国、日本、韩国和东南亚等地区其价格昂贵到每千克干品 2000 美元，铁皮枫斗在国内的销售价格每千克已超过 8000 元。野生资源的匮乏加上与日俱增的市场需求，人工种植铁皮石斛随之而生。目前，铁皮石斛的种植越来越多，浙江也是铁皮石斛的主要产地之一，铁皮石斛基地也逐年增加。据了解，铁皮石斛商品良莠不齐，掺假严重，与其近缘的物种存在性状交叉现象。市场上多有紫皮石斛、铜皮石斛等充当铁皮石斛销售，影响铁皮石斛的质量。不同石斛形态相似，尚且难以鉴别，而加工成枫斗后，更难以辨别。针对石斛属药材化学成分研究不够深入，质量控制方法相对落后的现状，2010 年版《中国药典》将铁皮石斛从石斛药材中单列出来，增加了水分、浸出物等项目检查，同时，对铁皮石斛多糖和甘露糖进行含量测定。

1　铁皮石斛的主要活性成分

1.1　多　糖

多糖是铁皮石斛的主要成分，水溶性多糖含量高达 22.7%。不同来源的铁皮石斛，多糖的含量存在差异，不同品种、不同生理年龄的铁皮石斛多糖质量不同。

1.2　氨基酸

铁皮石斛中以天冬氨酸、谷氨酸、甘氨酸、缬氨酸和亮氨酸为主，占所含总氨基酸的 53.0%，另含有苏氨酸、丝氨酸、丙氨酸、胱氨酸、蛋氨酸、异亮氨酸、赖氨酸、组氨酸、精氨酸、脯氨酸、酪氨酸。张爱莲等研究发现，不同来源的铁皮石斛中氨基酸含量有差异，以丝氨酸、甘氨酸、脯氨酸和赖氨酸最显著，同时，生理年龄对氨基酸含量也有影响，延长采收期能使人体必需氨基酸和其他基本氨基酸更多地富集。

1.3　菲类化合物

铁皮石斛中含有 2 种菲类化合物：鼓槌菲（chrysotoxene）和毛兰素（erianin），含量分别为 0.020% 和 0.013%。从铁皮石斛根茎的乙醇提取物中纯化得到 6 个菲类化合物，分别鉴定为 2，3，4，7-四甲氧基菲、1，5-二羧基-1，2，3，4-四甲氧基菲、2，5-二羟基-3，4-二甲氧基菲、2，7-二羧基-3，4，8-三甲氧基菲、2，5-二羧基-3，4-二甲氧基菲、3，5-二羧基-2，4-二甲氧基菲。从铁皮石斛中分离得到的联苄类化合物有：4′，5-二羟基-3，3′-

二甲氧基联苄，铁皮石斛素 A、C、D、E、F、G、J、K、H、L、B、M、N、O、I、P、Q、R，4，4′-二羟基-3，5′-二甲氧基联苄，3，4-二羟基-5，4′-二甲氧基联苄，3′-羟基-3，4，5′-三甲氧基联苄，4，4′-二羟基-3，3′，5-三甲氧基联苄，3，4-二羟基-5-甲氧基联苄，二氢白藜芦醇。

1.4　其他成分

目前从铁皮石斛中分离得到的酚酸主要有：丁香酸、香草酸、（E）-对羟基苯丙酸、对羟基桂皮酸、阿魏酸、对羟基苯甲酸等。铁皮石斛中黄酮类成分有柚皮素和 3′，5，5′，7-四羟基二氢黄酮；倍半萜类有钩状石斛素和洋地黄内酯；酰胺类有 N-p-香豆酰酪胺、反-N-（4-羟基苯乙基）-阿魏酸酰胺、二氢阿魏酸酪胺等。

2　铁皮石斛的药理作用

2.1　抗氧化

铁皮石斛多糖具有清除羟基自由基和超氧阴离子自由基的作用，可显著提高小鼠血清和肝组织中超氧化物歧化酶、谷胱甘肽过氧化物酶活力，降低丙二醛含量，具有明显抗氧化活性。从铁皮石斛原球茎中分离得到多糖 DCPP1a-1，并证实了多糖 DCPP1a-1 能明显抑制—OH 和—O，并能降低体外温育和 Fe^{2+}、H_2O_2 诱导的小鼠肝组织匀浆 MDA 的产生，抑制小鼠肝线粒体 MDA 的生成。

2.2　抗肿瘤

铁皮石斛含有鼓槌菲（chrysotoxene）和毛兰素（erianin）两种抗癌物质，这两个菲类化合物具有对肝癌和艾氏腹水癌细胞抑制作用。铁皮石斛水溶性多糖能有效抑制小鼠肉瘤生长和离体肝肿瘤细胞生长，有效提高瘤小鼠胸腺指数和脾脏指数。

2.3　降血糖

目前，铁皮石斛降血糖机制主要有 3 种：胰内降血糖、胰外降血糖和 α-葡萄糖苷酶的抑制作用。研究发现，铁皮石斛具有胰内降血糖作用，一方面能明显降低链脲佐菌素诱导的糖尿病（STZ-DM）大鼠的血糖，促进胰岛 β 细胞分泌胰岛素，并能抑制胰岛 α 细胞分泌胰高血糖素，通过双向调节胰岛 α、β 细胞分泌的激素水平来发挥降血糖作用，并且对正常血糖无影响；另一方面铁皮石斛对损伤的胰岛 β 细胞具有修复作用；铁皮石斛同时具有胰外降血糖作用，能增加肾上腺素性高血糖小鼠肝糖原含量，降低血糖值，抑制肾上腺素引起的肝糖原分解和促进肝糖原合成的作用。

2.4 提高免疫力

铁皮石斛多糖对 S180 肉瘤小鼠 T 淋巴细胞转化功能、NK 活性、巨噬细胞吞噬功能及溶血素值均有明显提高。

2.5 促进消化

现代研究表明，铁皮石斛能明显改善慢性萎缩性胃炎气阴两虚证，促进正常大鼠胃液分泌、小肠推进运动和小鼠排粪功能。

2.6 其他药理作用

铁皮石斛多糖对大肠杆菌和枯草杆菌有抑制作用，其中对大肠杆菌的抑制作用最强。铁皮石斛具有良好的抗疲劳功效，在提高运动耐力的同时，能显著加快代谢产物乳酸和血清 CK 的清除。

3 课题组的研究内容

3.1 样品收集

于全年采收丽水地区铁皮石斛。丽水现有龙泉、松阳、青田、遂昌、庆元、缙云等多个种植基地，种植面积上千亩，课题组于 2014~2015 年多次到 7 个基地采集鲜品铁皮石斛 26 批（表 1）。

表 1 26 批铁皮石斛资料

编号	采收 （产）地	种植情况	种 源	采收时间
1	龙泉县基地	2013 年种植大棚里	雁荡山种组培	2014.09.20
2	龙泉县基地	2013 年种植大棚里	雁荡山种组培	2015.04.17

（续）

编号	采收 （产）地	种植情况	种 源	采收时间
3	庆元县基地	2008 年种植大棚里	庆元野生种组培	2014. 12. 13
4	庆元县基地	2010 年种植大棚里	庆元野生种组培	2015. 03. 22
5	庆元县基地	2011 年种植大棚里	庆元野生种组培	2015. 03. 22
6	庆元县基地	2012 年种植大棚里 施奥力肥	庆元野生种组培	2015. 03. 22
7	庆元县基地	2012 年种植大棚里 施有机肥	庆元野生种组培	2015. 03. 22
8	庆元县基地	2013 年种植大棚里 茎长度长	庆元野生种组培	2015. 03. 22
9	庆元县基地	2013 年种植大棚里 茎长度短	庆元野生种组培	2015. 03. 22
10	庆元县基地	2013 年种植大棚里 开花前采集	乐清种组培	2015. 03. 22
11	龙泉县基地	2010 年种植大棚里	雁荡山种组培	2014. 12. 14
12	龙泉县基地	2010 年种植梨树上	雁荡山种组培	2014. 12. 14
13	龙泉县基地	2010 年种植梨树上	雁荡山种组培	2015. 03. 22
14	龙泉县基地	2010 年种植大棚里	雁荡山种组培	2015. 03. 22
15	龙泉县基地	2012 年种植大棚里	雁荡山种组培	2015. 03. 22
16	龙泉县基地	2013 年种植杉树上	广东韶关种组培	2015. 03. 22
17	松阳县基地	2012 年种植大棚里	兰中宝 1 号	2014. 12. 18
18	松阳县基地	2012 年种植大棚里	兰中宝 2 号	2014. 12. 18
19	缙云县基地	2011 年种植大棚里（2~3 年茎）	建德种组培	2015. 03. 23
20	缙云县基地	2013 年种植大棚里	杂交种，浙江大学组培	2015. 03. 23
21	丽水市区基地	2012 年种植大棚里	杂交种，浙江农林大学组培	2015. 03. 24
22	丽水市区基地	2013 年种植大棚里	杂交种，浙江农林大学组培	2015. 03. 24
23	青田县基地	2014 年移种 2 年的苗至大棚里	雁荡山种组培	2015. 03. 29
24	青田县基地	2014 年移种 2 年的苗至大棚里	福建种"仙草 1 号"组培	2015. 03. 29
25	松阳县基地	2012 年种植梨树上	雁荡山种组培	2015. 04. 13
26	松阳县基地	2012 年种植大棚里	雁荡山种组培	2015. 04. 13

3.2　样品的前处理

对基地采集的样品进行干燥，切成段，低温烘干（55℃）。

3.3　样品各项指标的测定

3.3.1　多糖测定

采用 UV 法测定各批次铁皮石斛中多糖的含量。

（1）对照品溶液的配置：精密称取无水葡萄糖对照品 9.56mg，加水溶解稀释成每毫升含 90μg 的溶液。

（2）标准曲线的制备：精密量取对照品溶液 0.2、0.4、0.6、0.8、1.0mL，分别置 10mL 具塞度试管中，各加水补至 1.0mL，混匀，在冰水浴中精密加入 5%苯酚溶液 1mL，硫酸溶液 5mL，混匀，置沸水浴中加热 20min，取出，置冰水浴中冷却 5min，取出，以相应试剂为空白。采用照紫外–分光光度法，在 488nm 波长处测定吸光度。以吸光度为纵坐标，浓度为横坐标，绘制标准曲线。回归方程 $Y = 0.07128X - 0.00158$，$R^2 = 0.9983$，浓度在 2.74 ~ 13.7μg/mL 范围内线性关系良好。

（3）样品溶液的制备及测定：称取样品粉末（过三号筛）约 0.3g，置圆底烧瓶中，加入水 200mL，置电热套中回流 2 h，放冷，转移至 250mL 容量瓶中，用少量水分次洗涤容器，洗液并入同一量瓶中，加水至刻度，摇匀，过滤，精密量取续滤液 2mL，置 15mL 离心管中，精密加入无水乙醇 10mL，摇匀，冷藏 1h，取出，离心 20min，弃去上清液（滤过），沉淀加 80%乙醇洗涤 2 次，每次 8mL，离心重复 2 次，弃去上清液（滤过），离心管中的沉淀和滤纸上的沉淀物加热水溶解至 25mL 容量瓶中，精密量取 1mL，置 10mL 具塞试管中，照标准曲线制备项下的方法，自精密加入 5%苯酚溶液 1mL 起，依法测定吸光度，计算。

3.3.2　浸出物测定

水溶性浸出物及醇溶性浸出物均参照 2010 年版《中国药典》（一部）热浸法，分别以水、乙醇为溶剂进行测定。

3.3.3　重金属的测定

利用 AAS 方法测定样品中重金属元素 Pb、Cd 的含量。

（1）仪器：3500AA 型原子吸收分光光度计（美国 Themofisher）；电子天平（XS104，上海恒刚衡器天平有限公司）；微波消解仪（CEM）。

（2）试剂：盐酸、硝酸均为优级纯，水为娃哈哈纯净水。Pb、Cd 元素标准溶液，均由中国计量科学研究院提供。磷酸氢二铵、磷酸二氢铵均为优级纯。

（3）标准溶液的制备（表2）：

表2　配置标准溶液的元素种类及浓度　　　　　　　单位：μg/L

元素	0	1	2	3	4	相关系数	回归方程
Pb	0	2.0	4.0	10.0	20.0	0.9972	$A=0.1766C+0.0207$
Cd	0	0.2	0.4	0.8	1.5	0.9988	$A=0.16706C+0.0078$

（4）样品溶液的制备：取样品粗粉0.2g置聚四氟乙烯消解罐内，加硝酸8.0mL，混匀，浸泡过夜，置微波消解仪内进行消解，程序为：由室温经5min升至120℃，保持3min；经10min升至150℃，保持3min；再经5min升至180℃，保持25min。消解完成后，内罐置电热板上缓缓加热赶酸至约1mL，放冷，用1%硝酸溶液转移至50mL容量瓶中并稀释至刻度，即得。

（5）测定条件（表3）：

表3　3500AA型原子吸收分光光度计的测试条件

元　素	Pb	Cd
波长（nm）	283.3	228.8
干燥温度（℃）	100	120
灰化温度（℃）	800	800
原子化温度（℃）	1300	1250

3.3.4　甘露糖的含量测定

参照《中华人民共和国药典》2010年版一部中方法，采用HPLC-DAD法测定样品中甘露糖的含量。

（1）对照品溶液的配置：精密称取无水葡萄糖对照品9.56mg，加水溶解稀释成每毫升含90μg的溶液。

（2）标准曲线的制备：精密量取对照品溶液0.2、0.4、0.6、0.8、1.0mL，分别置10mL具塞度试管中，各加水补至1.0mL，混匀，在冰水浴中精密加入5%苯酚溶液1mL，硫酸溶液5mL，混匀，置沸水浴中加热20min，取出，置冰水浴中冷却5min，取出，以相应试剂为空白。照紫外-分光光度法，在488nm波长处测定吸光度。以吸光度为纵坐标，浓度为横坐标，绘制标准曲线。回归方程为$Y=0.07128X-0.00158$，$R^2=0.9983$，浓度在2.74～

13.7μg/mL 范围内线性关系良好。

（3）样品溶液的制备及测定：称取样品粉末（过三号筛）约 0.3g，置圆底烧瓶中，加入水 200mL，置电热套中回流 2 h，放冷，转移至 250mL 容量瓶中，用少量水分次洗涤容器，洗液并入同一量瓶中，加水至刻度，摇匀，过滤，精密量取续滤液 2mL，置 15mL 离心管中，精密加入无水乙醇 10mL，摇匀，冷藏 1h，取出，离心 20min，弃去上清液（滤过），沉淀加 80% 乙醇洗涤 2 次，每次 8mL，离心重复 2 次，弃去上清液（滤过），离心管中的沉淀和滤纸上的沉淀物加热水溶解至 25mL 容量瓶中，精密量取 1mL，置 10mL 具塞试管中，照标准曲线制备项下的方法，自精密加入 5% 苯酚溶液 1mL 起，依法测定吸光度，计算。

3.3.5　甘露糖与葡萄糖峰面积比值测定

参照《中华人民共和国药典》2010 年版一部中方法，采用 HPLC-DAD 方法测定样品中甘露糖与葡萄糖峰面积比值。

（1）色谱条件：色谱柱为 Agilent-XDB　C_{18}（150mm×4.6mm，5μm）；流动相为乙腈 0.02mol/L-乙酸铵溶液（20∶80），流速 1.0mL/min；柱温：30℃；检测波长：250nm；自动进样，进样量：10μL。

（2）内标溶液的制备：取 D-盐酸氨基葡萄糖适量，精密称定，加水制成每 1mL 含 12mg 的溶液，即得。

（3）对照品溶液的制备：取 D-甘露糖对照品约 10mg，精密称定，置 100mL 容量瓶中，精密加入内标溶液 1mL，加水适量使溶解，用水定容至刻度，摇匀，即得。

（4）供试品溶液制备：取供试品粉末（过三号筛）约 0.12g，精密称定，置索氏提取器中，加 80% 乙醇适量，加热回流提取 4h，弃去乙醇液药渣挥干乙醇，滤纸筒拆开置于烧杯中，加水 100mL，精密加入内标溶液 2mL，称定重量，煎煮，并时时搅拌 1h，放冷，称重，加水补足减失的重量，摇匀，离心，精密量取上清液 1mL，置顶空瓶中，加入 3.0mol/L 的盐酸溶液 0.5mL，封口，混匀，置 110℃ 烘箱中水解 1h。冷却后，开封，用 3.0mol/L 的氢氧化钠溶液调节 pH 值至中性，即得。

（5）系统适用性试验：取对照品溶液与供试品溶液各 400μL，分别加 0.5mol/L 的 PMP（1-苯基-3-甲基-5-吡唑啉酮）甲醇溶液与 0.3mol/L 的氢氧化钠溶液各 400μL，混匀，70℃ 水浴反应 100min。再加 0.3mol/L 的盐酸溶液 500μL，混匀，用三氯甲烷洗涤 3 次，每次 2mL，弃去三氯甲烷液，水层离心 10min 后，分别精密吸取上清液各 10μL，注入高效液相色谱仪。理论板数按甘露糖峰计算大于 4000。分离度大于 1.5。求得平均校正因子其相对标准偏差小于 2.0。

4　课题组研究成果

4.1　采用国标方法完成 26 批铁皮石斛浸出物的检测

26 批样品的醇溶性浸出物含量在 7.0%～17.6% 之间，均高于《中国药典》中"不得少于 6.5%"的要求。服用铁皮石斛时，一般用水煎煮 2h，课题组测定了铁皮石斛水溶性浸出物的含量，在 34.0%～64.9% 之间，含量较高，但水提液较黏稠，重复性及准确性欠佳。相比之下，用乙醇作为提取溶剂更为适合。

4.2　完成铁皮石斛中多糖含量的测定

26 批样品的多糖含量在 10.0%～53.4%，其中 1 个样品是生长 1 年的茎，9 月份采集，多糖含量较低，为 10.0%；另有 1 个样品是种植 7 年的茎，茎产量低，黏液少，多糖含量为 19.8%，此 2 批样品均低于《中华人民共和国药典》中"不得少于 25.0%"的要求，其余批次多糖含量在 25.8%～53.45%，均高于标准规定。结果说明铁皮石斛在种植 3 年后采收为妥。

4.3　完成铁皮石斛中甘露糖含量的测定

26 批样品的甘露糖的含量在 11.9%～35.7%，其中 1 个样品甘露糖的含量为 11.9%，因其为生长 2～3 年开花后的茎，叶已全部脱落，茎瘦小、柴性，甘露糖含量低于药典标准规定，其余批次甘露糖含量均在 13.0%～38.0% 之间的国家标准范围内。开花后采集的样品甚少，不能从统计学上说明铁皮石斛应在开花前采收，但测定结果与铁皮石斛传统采收期为 11 月至翌年 3 月采收相符。

4.4　完成铁皮石斛甘露糖与葡萄糖峰面积比值的检测

《中华人民共和国药典》2015 年版一部规定铁皮石斛甘露糖与葡萄糖峰面积比应为 2.4～8.0，26 批样品的检查结果为 1.3～5.4 之间，其中 13 批样品的检查结果低于 2.4，合格率为 50%，课题组采收的 26 批样品中有 15 批在 2015 年 3 月，不合格批次集中在 3 月份采集的样品，对此情况，我们课题组咨询了浙江省食品药品检测院的专家，专家认为比值不合格与采收季节有关，对此不合格情况，课题组决定从 2015 年 10 月至 2016 年 3 月中旬，每个月采集同一基地的铁皮石斛再做研究，目前 2015 年 10 月至 2016 年 1 月的 15 批样品检测结果为 2.4~6.6，均符合规定，2016 年 2~3 月的样品在干燥中，根据检测结果，再科学的分析铁皮石斛的最佳采收期。

4.5　完成铁皮石斛 2 种重金属元素的测定

26 批样品中 Pb、Cd 均在国家标准的限度范围内，显示丽水产铁皮石斛中重金属的含量较低，此项安全指标全部合格。

以上测定结果显示，铁皮石斛种植 3~5 年的根，从 11 月到翌年开花前采集生长一年的茎，各指标含量均符合药典规定，品质较优，应严格控制种植年限与采收季节。根据铁皮石斛中多糖与单糖的变异规律，采收应在三年生开花前进行。不同种源的铁皮石斛在丽水地区种植，多糖和甘露糖含量存在较大的差异，其中引自雁荡山种源的多糖含量最高，乐清种源的甘露糖含量最高，多糖的含量与甘露糖含量之间不存在规律性。其中，雁荡山种源铁皮石斛在丽水地区种植，干燥品的醇溶性浸出物、多糖和甘露糖含量等都较高，在丽水地区种植较为优势。

铁皮石斛在丽水全市范围内有广泛种植，本课题通过对丽水种植铁皮石斛的多糖含量、重金属含量、甘露糖含量及甘露糖与葡萄糖峰面积比值的测定等方法，不仅科学、全面地对丽水地产灵芝的质量进行考察和研究，亦可对丽水地区的地理环境选种优良铁皮石斛品系做参考。

专题报告 16

丽水地产灵芝子实体与灵芝孢子粉中灵芝烯酸 **D** 等含量测定

摘要: 对丽水地产灵芝子实体和灵芝孢子粉中三萜类化合物、多糖及重金属元素的含量进行测定。采用高效液相色谱法测定样品中灵芝烯酸 D 含量及分析其他三萜类化合物,用蒽铜–硫酸比色法测定多糖含量,用原子吸收分光光度法测定 2 种重金属含量。结果显示灵芝子实体与灵芝孢子粉中三萜类化合物的 HPLC 特征图谱差异明显;灵芝孢子粉中多糖含量高于子实体;灵芝菌柄重金属含量较菌盖高,菌盖与孢子粉中重金属含量无明显差异。本试验可为评价丽水地产灵芝子实体的质量及比较灵芝子实体与灵芝孢子粉的药效提供理论依据。

关键词: 灵芝;灵芝孢子粉;多糖;重金属

灵芝为多孔菌科真菌赤芝 *Ganoderma lucidum*(Leyss. ex Fr.)Karst. 或紫芝 *Ganoderma sinense* Zhao, Xu et Zhang 的干燥子实体。具有补气安神,止咳平喘的功效,常用于心神不宁,失眠心悸,肺虚咳喘,虚劳短气,不思饮食等。传统中医视灵芝为名贵滋补类药材,有扶正固本,延年益寿的功效。临床上主要用于治疗冠心病、高血压、高血脂、肝炎、白细胞减少等症。灵芝含有多种化学成分,其中三萜酸类化合物是其主要有效成分之一,且具有广泛的药理作用,如抗肿瘤、保肝、解毒、抗衰老等。目前,灵芝中灵芝三萜类化合物的测定采用高效液相色谱法,多糖的测定采用蒽铜–硫酸比色法,重金属的测定采用原子吸收分光光度法。本试验通过上述方法对丽水产 5 批灵芝子实体(菌盖及菌柄)、6 批灵芝孢子粉(其中 3 批为破壁灵芝孢子粉)中三萜化合物、重金属及多糖的含量进行了测定，旨在全面了解和评价丽水地产灵芝及灵芝孢子粉的质量。

1　仪器与试药

Agilent 1260 高效液相色谱仪（美国安捷伦公司）；3500AA 型原子吸收分光光度计（美国 Themofisher）；微波消解仪（CEM）；电子天平（XS104，上海恒刚衡器天平有限公司）。5 批灵芝子实体，经丽水市食品药品检验所主任中药师李水福鉴定为多孔菌科真菌赤芝的干燥子实体、6 批灵芝孢子粉（表1），灵芝烯酸 D 对照品（批号 140504，质量分数为 90.0%，成都普菲德生物科技有限公司）、无水葡萄糖对照品（批号 110833 - 200904，质量分数100.0%），购自中国食品药品检定研究院铅、镉元素标准溶液，均由中国计量科学研究院提供。乙腈（德国默克公司生产）、冰醋酸均为色谱纯；硝酸（德国默克公司生产）、磷酸二氢铵为优级纯；硫酸、蒽铜为分析纯，水为娃哈哈纯净水。

表 1　5 批灵芝子实体、6 批灵芝孢子粉资料

编号	样品名称	采收（产）地	采收时间（批号）
1	灵芝（102#一年生）菌盖	龙泉兰巨乡	2014.08
2	灵芝（102#一年生）菌柄	龙泉兰巨乡	2014.08
3	灵芝（102#两年生）菌盖	龙泉兰巨乡	2014.08
4	灵芝（102#两年生）菌柄	龙泉兰巨乡	2014.08
5	灵芝（203#一年生）菌盖	龙泉兰巨乡	2014.08
6	灵芝（203#一年生）菌柄	龙泉兰巨乡	2014.08
7	灵芝（203#两年生）菌盖	龙泉兰巨乡	2014.08
8	灵芝（203#两年生）菌柄	龙泉兰巨乡	2014.08
9	灵芝（119#两年生）菌盖	龙泉兰巨乡	2014.09
10	灵芝（119#两年生）菌柄	龙泉兰巨乡	2014.09
11	灵芝孢子粉（102#）	龙泉兰巨乡	2014.09
12	灵芝孢子粉（119#）	龙泉兰巨乡	2014.09
13	灵芝孢子粉	浙江五养堂药业有限公司	2014.11
14	破壁灵芝孢子粉	浙江五养堂药业有限公司	2014.10
15	破壁灵芝孢子粉	浙江国镜药业有限公司	2014.07
16	破壁灵芝孢子粉	龙泉纪沟灵芝有限公司	2014.08

2　方　法

2.1　三萜类化合物的 HPLC 测定及分析

2.1.1　色谱条件

色谱柱为 Agilent-SB C_{18}（250mm×4.6mm，5μm），流动相为乙腈（A）-0.1%冰醋酸（B）（30：70），梯度洗脱（0～20min　A 的体积分数 30%→40%）体积流量为 1.0mL/min，柱温 30℃，检测波长为 254 nm。

2.1.2　对照品溶液的制备

精密称取灵芝烯酸 D 对照品适量，置 25mL 量瓶中，加甲醇溶解并稀释至刻度，摇匀，制成每 1mL 约含 180μg/mL 的对照品溶液。

2.1.3　供试品溶液的制备

取灵芝子实体粗粉约 0.5g，精密称定，置具塞锥形瓶中，加入甲醇 100mL，加热回流 1h，放冷，滤过，滤液蒸干，残渣加甲醇溶解至 5mL 量瓶中，加甲醇稀释至刻度，摇匀，用 0.45μm 的微孔滤膜过滤，即为供试品溶液。

2.1.4　系统适应性试验

分别精密吸取对照品和供试品项下溶液，按"2.1.1"项下色谱条件进样，记录色谱图（图 1）。在该色谱条件下，灵芝烯酸 D 与其他成分可达到基线分离，分离度均大于 1.5。对照品色谱峰与供试品色谱峰中相对应色谱峰的紫外光谱吸收均一致。结果表明在上述色谱条件下灵芝烯酸 D 具有良好的分离效果。

2.1.5　线性关系考察

精密吸取对照品溶液适量，分别制成灵芝烯酸 D 质量浓度为 36.88、73.76、184.4、368.8、737.6μg/mL 的对照品溶液，准确吸取 5μL，按上述确定的色谱条件进行测定，分别以对照品的浓度（X）为横坐标，峰面积积分值（Y）为纵坐标，得灵芝烯酸 D 回归方程为 $Y=7.9197X-0.5987$，$R^2=1.0000$。结果表明，灵芝烯酸 D 在 0.1844～3.688μg 内与峰面积呈良好的线性关系。

2.1.6　精密度试验

精密吸取对照品溶液 5μL，连续进样 6 次，测得其峰面积，计算灵芝烯酸 D 峰面积的 RSD 为 0.18%（$n=6$），结果显示精密度良好。

DAD1 A, Sig=254.4 Ref=off(??\????18 2015-01-27 09-33-25\??0000011.D)

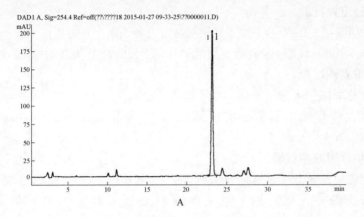

A

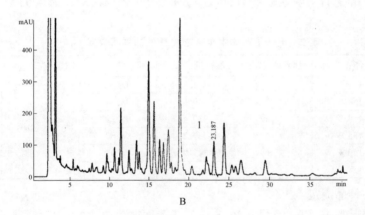

B

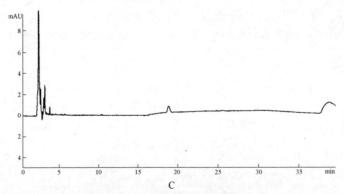

C

图 1　对照品（A）和灵芝子实体供试品（B）溶液、
灵芝孢子粉（C）溶液的 HPLC 图谱

2.1.7　稳定性试验

精密吸取"2.1.3"项下制备的供试品溶液各5μL，分别在0、4、8、12、24h依次进样，测得其峰面积，计算灵芝烯酸D峰面积的RSD为0.44%（$n=5$）。

2.1.8　重复性试验

精密称取同一灵芝子实体（9号样品）粉末6份，照"2.1.3"项下制备，进样5μL，按干燥品计算，灵芝烯酸D的质量分数为0.6337mg/g，RSD为0.68%。

2.1.9　加样回收率试验

取已测定的灵芝子实体（9号样品）粉末6份，各约0.25g，精密称定，置具塞锥形瓶中，精密加入灵芝烯酸D对照品溶液1mL（质量浓度为184.4μg/mL），按"2.1.3"项下方法，制备供试品液，进样5μL，测定灵芝烯酸D的量，计算灵芝烯酸D回收率分别为99.21%，RSD为0.53%，结果见表2。

表2　灵芝子实体中灵芝烯酸D的加样回收率（$n=6$）

序号	样品含量（μg）	加入量（μg）	测得量（μg）	回收率（%）	平均回收率（%）	RSD
1	159.2		343.8	100.11		
2	158.6		340.5	98.64		
3	158.3	184.4	339.4	98.21	98.80	0.66
4	158.9		337.2	96.69		
5	159.4		341.9	98.97		
6	158.0		342.7	100.16		

2.1.10　样品测定

取样品粉末（1~10号）约0.5g，精密称定，按"2.1.3"项下方法制备供试品溶液，分别测定并计算质量分数，结果见表3。

表3　灵芝子实体与灵芝孢子粉中灵芝烯酸D的测定结果（$n=2$）

编　号	含　量	编　号	含　量
1	0.7337	9	0.6337
2	0.2002	10	0.7704
3	1.3156	11	//
4	1.8717	12	//
5	0.3856	13	//
6	0.5428	14	//
7	1.8951	15	//
8	1.7912	16	//

2.2　重金属元素的测定

2.2.1　铅、镉元素的测定条件（表 4）

表 4　AA-6300E 型原子吸收分光光度计的测试条件

元　素	Pb	Cd
波长（nm）	283.3	228.8
干燥温度（℃）	100	120
灰化温度（℃）	800	800
原子化温度（℃）	1300	1250

2.2.2　标准溶液的制备（表 5）

测定空白溶液 11 次，计算相应元素的检出限。可得 Pb、Cd 2 种元素的检出限分别为 0.012、0.011μg/L。

表 5　配制标准溶液的元素种类及浓度　　　　　　　单位：μg/L

元素	0	1	2	3	4	5	相关系数	回归方程
Pb	0	2.0	4.0	8.0	10.0	20.0	0.9964	A = 0.00472C+0.0098
Cd	0	0.2	0.4	0.8	1.5	2.0	0.9971	A = 0.05957C+0.0016

2.2.3　样品溶液的制备

2.2.3.1　样品的前处理

取灵芝样品粗粉 0.2g 置聚四氟乙烯消解罐内，加硝酸 8.0mL，混匀，浸泡过夜，置微波消解仪内进行消解，程序为：由室温经 5min 升至 120℃，保持 3min；经 10min 升至 150℃，保持 3min；再经 5min 升至 180℃，保持 25min。消解完成后，内罐置电热板上缓缓加热赶酸至约 1mL，放冷，用 1%硝酸溶液转移至 50mL 容量瓶中并稀释至刻度，即得。

2.2.3.2　精密度试验

取 9 号样品重金属元素溶液，连续测定 6 次，RSD 分别为 0.58%、0.21%。

2.2.3.3　加样回收试验

取 9 号样品分别加入相应元素标准溶液，按 2.3.1 制备成溶液，按 2.1 测定。结果 Pb、Cd 两种元素回收率分别为：101.3%、90.6%。

2.2.3.4　样品中重金属含量测定

2.2.4　测定结果

灵芝和灵芝孢子粉中重金属含量见表 6。

表6　灵芝和灵芝孢子粉中重金属含量（$n=2$）　　　单位：mg/kg

编号	Pb	Cd	编号	Pb	Cd
1	0.4835	0.1754	9	0.6700	0.4676
2	8.448	0.2461	10	1.706	0.3667
3	0.5214	0.1369	11	0.2089	0.6778
4	5.522	0.2168	12	0.1960	0.2555
5	0.0564	0.6842	13	0.3662	0.6956
6	16.14	1.8710	14	0.1908	0.2897
7	0.3417	0.7990	15	0.4217	0.3934
8	19.18	1.5980	16	0.4127	0.3102

2.3　多糖测定

2.3.1　对照品溶液的配置

精密称取无水葡萄糖对照品15.35mg，加水溶解稀释成每毫升含92.1μg的溶液。

2.3.2　标准曲线的制备

精密量取对照品溶液0.2、0.4、0.6、0.8、1.0、1.2 mL至刻度试管中，精密加水至2.0mL，混匀，在冰水浴中缓缓精密加入蒽酮-硫酸溶液6mL，混匀，放冷后置水浴中加热10min，取出，立即置冰水浴中冷却15min，取出，以相应试剂为空白。照紫外-分光光度法，在625nm波长处测定吸光度。以吸光度为纵坐标，浓度为横坐标，绘制标准曲线。回归方程为 $Y=0.0396X+0.03523$，$R^2=0.9981$，浓度在2.30 ~ 13.8μg/mL范围内线性关系良好。

2.3.3　样品溶液的制备及测定

称取60℃干燥至恒重的灵芝子实体粉末和灵芝孢子粉样品1.0g，置圆底烧瓶中，加入水50mL，置水浴中回流2.5h，趁热过滤至100mL量瓶中，残渣用水洗涤2次，每次5mL，合并滤液与洗液，放冷，加水稀释至刻度，摇匀，精密量取2mL，置15mL具塞试管中，照标准曲线得制备项下的方法，自加水至2.0mL起，依法测定吸光度，计算。

2.3.4　测定结果

灵芝和灵芝孢子粉多糖含量见表7。

表 7　灵芝和灵芝孢子粉多糖含量（$n=2$）　　　　　　单位:%

编号	多糖	编号	多糖
1	0.4935	9	0.6019
2	0.5042	10	0.5122
3	0.5664	11	1.9234
4	0.5391	12	1.9386
5	0.7264	13	1.7993
6	0.5937	14	1.9866
7	0.7631	15	1.9904
8	0.5069	16	2.0906

3　讨　论

（1）由图 1 可见，本文所选色谱条件下有较多三萜类成分吸收峰，且峰值高于灵芝烯酸 D 的较多，提示灵芝子实体中三萜类成分较多，且含量较高。龙泉产灵芝子实体中灵芝烯酸 D 含量基本高于 0.05%，而灵芝孢子粉中几乎检测不到三萜类成分的存在，与陈军辉等发现的灵芝子实体中所含三萜类化合物明显高于孢子粉的结论类似，灵芝孢子粉中未检测到三萜类成分可能与检出限及取样量有关。

（2）由重金属元素 Pb、Cd 含量测定结果可见，灵芝子实体菌盖部分重金属含量与灵芝孢子粉差异较小，但菌柄中 Pb、Cd 含量均明显高于菌盖。将两元素测定结果与《药用植物及制剂进出口绿色标准》限量进行比较，菌柄中 Pb 含量均超过 5.0μg/g 标准，而 3 批灵芝、4 批孢子粉中 Cd 含量均超过 0.3μg/g 的标准。可见本地灵芝子实体及孢子粉均应控制重金属 Cd 的含量，在栽培种植阶段应重点关注土壤及环境中 Cd 的影响。

（3）由多糖含量结果可见，灵芝子实体的多糖含量均达到《中国药典》2010 年版"不低于 0.5%"的标准要求；灵芝孢子粉也达到《浙江省食品药品监督管理局关于修订灵芝孢子粉炮制规范的通知》（浙食药监注〔2014〕20 号文件）的要求，远超过"不得少于 0.80%"的限度要求。表明丽水市龙泉产灵芝孢子粉多糖含量较高。

（4）本实验将灵芝菌柄与菌盖分离检测，发现菌盖与菌柄中所含灵芝三萜类成分相似，菌柄中灵芝烯酸 D 含量高于菌盖。但由于菌柄部分接近土壤，故重金属的控制需要重点关注。本文 102#、119#均为产粉量大的品种，而 203#为少量产粉品种。结果表明，灵芝子实体一年生与两年生灵芝烯酸 D 含量相差较大；102#与 203#灵芝烯酸 D 含量相当；119#相对偏低，提示三萜类成分含量与灵芝子实体自身产粉量并无直接联系。

（5）本研究通过对丽水市地产优势药材灵芝子实体及灵芝孢子粉灵芝烯酸 D 含量、重金属含量及多糖的测定，比较全面地掌握了龙泉地产灵芝的总体质量，为进一步指导种植与加工，促进灵芝产业的发展提供了科学依据。

专题报告 17

灵芝中 3 种三萜酸的含量测定与特征图谱研究

摘要：为了建立测定灵芝中灵芝三萜含量及特征图谱的方法，本研究采用高效液相色谱法测定，色谱柱为 Agilent-SB C$_{18}$（250mm×4.6mm，5μm），流动相为乙腈（A）-0.1%冰醋酸（B）（30：70），梯度洗脱（0~20min A 的体积分数 30%→40%）体积流量为 1.0mL/min，柱温 30 ℃，检测波长为 254nm。利用相似度评价系统进行指纹图谱相似度计算。结果是灵芝三萜类成分较高，灵芝指纹图谱相似度达到 0.93 以上。本研究首次建立的特征图谱方法稳定、重现性好，可用于灵芝的质量控制。

关键词：灵芝；三萜；特征图谱

灵芝为多孔菌科真菌赤芝 *Ganoderma lucidum*（Leyss. ex Fr.）Karst. 或紫芝 *Ganoderma sinense* Zhao，Xu et Zhang 的干燥子实体。具有补气安神，止咳平喘的功效，常用于心神不宁、失眠心悸、肺虚咳喘、虚劳短气、不思饮食等。传统中医视灵芝为名贵滋补类药材，有扶正固本，延年益寿的功效。临床上主要用于治疗冠心病、高血压、高血脂、肝炎、白细胞减少等症。灵芝含有多种化学成分，其中三萜酸类化合物是其主要有效成分之一，且具有广泛的药理作用，如抗肿瘤、保肝、解毒、抗衰老等。目前，灵芝中三萜类化合物的测定主要采用紫外光谱法，也有报道采用高效液相色谱法，但大多对单一成分进行含量测定且并无针对同一产地灵芝进行三萜成分测定的报道。本试验通过高效液相色谱法同时对丽水产灵芝中灵芝酸 B、灵芝酸 C$_2$、灵芝烯酸 D 的含量进行测定，并建立相应特征图谱，为全面了解和评价丽水地产灵芝的质量提供了方法。

1 含量测定

1.1 仪器与试药

Agilent 1260 高效液相色谱仪（美国安捷伦公司）；电子天平（XS104，上海恒刚衡器天平有限公司）。10 批灵芝子实体，经丽水市食品药品检验所主任中药师李水福鉴定为多孔菌科真菌赤芝的干燥子实体（表 1）；灵芝烯酸 D 对照品（批号 140504，质量分数为 90.0%）、灵芝酸 B（批号 140804，质量分数为 98.0%）、灵芝酸 C_2 对照品（批号 150320，质量分数为 98.0%）对照品均购自成都普菲德生物科技有限公司，乙腈（德国默克公司生产）、冰醋酸均为色谱纯；水为娃哈哈纯净水。

表 1　14 批灵芝子实体资料

编号	样品名称	采收（产）地	采收时间（批号）
1	灵芝（1#产粉）	龙泉兰巨乡	2014.08
2	灵芝（2#产粉）	龙泉兰巨乡	2014.08
3	灵芝（3#不产粉）	龙泉兰巨乡	2014.08
4	灵芝（4#产粉）	龙泉兰巨乡	2014.08
5	灵芝（5#不产粉）	龙泉兰巨乡	2014.08
6	灵芝（6#产粉）	龙泉兰巨乡	2014.08
7	灵芝（7#不产粉）	龙泉兰巨乡	2014.08
8	灵芝（8#产粉）	龙泉兰巨乡	2014.08
9	灵芝（9#不产粉）	龙泉兰巨乡	2014.09
10	灵芝（10#产粉）	龙泉兰巨乡	2014.09
11	灵芝（11#不产粉）	龙泉兰巨乡	2014.09
12	灵芝（12#产粉）	龙泉兰巨乡	2014.09
13	灵芝（13#产粉）	龙泉兰巨乡	2014.09
14	灵芝（14#产粉）	龙泉兰巨乡	2014.09

1.2 方 法

1.2.1 三萜类化合物的 HPLC 测定

1.2.1.1 色谱条件

色谱柱为 Agilent-SB C_{18}（250mm×4.6mm，5μm），流动相为乙腈（A）- 0.1%冰醋酸（B）（30：70），梯度洗脱（0~20min　A 的体积分数 30%→40%）体积流量为 1.0mL/min，柱温 30℃，检测波长为 254nm。

1.2.1.2　对照品及供试品溶液的制备

精密称取灵芝烯酸 D、灵芝酸 B、灵芝酸 C_2 对照品适量，分别置 25mL 量瓶中，加甲醇溶解并稀释至刻度，摇匀，作为对照品溶液。取上述三种对照溶液各 2mL 置同一 10mL 量瓶中，制成每 1mL 约含灵芝烯酸 D、灵芝酸 B、灵芝酸 C_2 80μg/mL 的混合对照品溶液。取灵芝子实体粗粉约 0.5g，精密称定，置具塞锥形瓶中，加入甲醇 100mL，加热回流 1h，放冷，滤过，滤液蒸干，残渣加甲醇溶解至 5mL 量瓶中，加甲醇稀释至刻度，摇匀，用 0.45μm 的微孔滤膜过滤，即为供试品溶液。

1.2.1.3　系统适应性试验

分别精密吸取对照品和供试品项下溶液，按"1.2.1.1"项下色谱条件进样，记录色谱图，见图 1。在该色谱条件下，灵芝烯酸 D、灵芝酸 B、灵芝酸 C_2 可达到基线分离，分离度均大于 1.5。对照品色谱峰与供试品色谱峰中相对

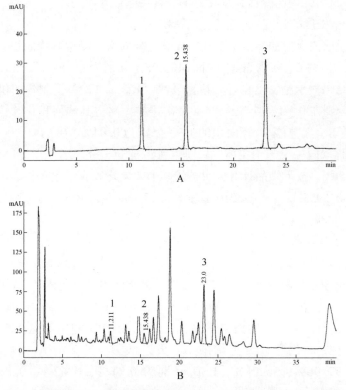

图 1　对照品（A）和灵芝子实体供试品（B）溶液的 HPLC 图谱

应色谱峰的紫外光谱吸收均一致。结果表明在上述色谱条件下灵芝烯酸 D、灵芝酸 B、灵芝酸 C_2 具有良好的分离效果。

1.2.1.4　线性关系考察

精密吸取对照品溶液适量，分别制成含灵芝烯酸 D 质量浓度为 18.44、36.88、73.76、184.4、368.8、737.6μg/mL；含灵芝酸 B 质量浓度为 22.25、44.50、89.0、178.0、356.0、712.0μg/mL；含灵芝酸 C_2 质量浓度为 22.26、44.52、89.04、178.08、356.16、712.32μg/mL 的混合溶液，准确吸取 5μL，按上述确定的色谱条件进行测定，分别以对照品的浓度（X）为横坐标，峰面积积分值（Y）为纵坐标，得灵芝烯酸 D、灵芝酸 B、灵芝酸 C_2 回归方程分别为 $Y = 7.9223X - 1.9942$，$R^2 = 1.0000$；$Y = 3.7749X + 2.9632$，$R^2 = 1.0000$；$Y = 2.8002X + 0.1552$，$R^2 = 1.0000$。结果表明，灵芝烯酸 D、灵芝酸 B、灵芝酸 C_2 分别在 0.0922～3.688 μg、0.1113～3.560μg、0.1113～3.562μg 内与峰面积呈良好的线性关系。

1.2.1.5　精密度、稳定性、重复性试验

精密吸取混合对照品溶液 5μL，连续进样 6 次，测得其峰面积，计算灵芝烯酸 D、灵芝酸 B、灵芝酸 C_2 峰面积的 RSD 分别为 0.18%、0.25%、0.33%（$n=6$），结果显示精密度良好。精密吸取"1.2.1.2"项下制备的供试品溶液各 5μL，分别在 0、4、8、12、24 h 依次进样，测得其峰面积，计算灵芝烯酸 D、灵芝酸 B、灵芝酸 C_2 峰面积的 RSD 分别为 0.44%、0.68%、0.34%（$n=5$）。精密称取同一灵芝子实体（9 号样品）粉末 6 份，照"1.2.1.2"项下制备，进样 5μL，按干燥品计算，灵芝烯酸 D、灵芝酸 B、灵芝酸 C_2 的质量分数分别为 0.5955mg/g、0.3219mg/g、0.3546mg/g，RSD 分别为 0.68%、0.98%、0.83%。

1.2.1.6　加样回收率试验

取已测定的灵芝子实体（9 号样品）粉末 6 份，各约 0.25g，精密称定，置具塞锥形瓶中，精密加入灵芝烯酸 D、灵芝酸 B、灵芝酸 C_2 对照品混合溶液 1mL（质量浓度分别为 184.4μg/mL、89.0μg/mL、89.04μg/mL），按"1.2.1.3"项下方法，制备供试品液，进样 5 μL，测定灵芝烯酸 D、灵芝酸 B、灵芝酸 C_2 的量，灵芝烯酸 D、灵芝酸 B、灵芝酸 C_2 回收率分别为 98.80%、97.96%、98.93%，RSD 分别为 0.66%、0.62%、0.88%，结果见表 2。

表 2　灵芝子实体中灵芝烯酸 D、灵芝酸 B、灵芝酸 C₂的加样回收率 （n=6）

序号	样品含量（μg）	加入量（μg）	测得量（μg）	回收率（%）	平均回收率（%）	RSD（%）
1	159.2		343.8	100.11		
2	158.6		340.5	98.64		
3	158.3	184.4	339.4	98.21	98.80	0.66
4	158.9		337.2	96.69		
5	159.4		341.9	98.97		
6	158.0		342.7	100.16		
1	86.04		174.2	99.05		
2	85.72		172.9	97.95		
3	85.56	89.00	172.4	97.57	97.96	0.62
4	85.88		171.1	95.75		
5	86.17		174.1	98.79		
6	85.40		173.0	98.65		
1	94.78		183.2	99.30		
2	94.43		182.5	98.91		
3	94.25	89.04	184.4	101.24	98.93	0.88
4	94.61		180.2	96.13		
5	94.93		183.9	99.93		
6	94.08		181.4	98.07		

1.2.1.7　样品测定

取样品粉末（1~10 号）约 0.5 g，精密称定，按"1.2.1.2"项下方法制备供试品溶液，精密吸取 5 μL，分别测定并计算质量分数，结果见表 3。

表 3　灵芝子实体中 3 种三萜酸的测定结果 （n=2）　　　单位：mg/g

编　号	灵芝烯酸 D	灵芝酸 B	灵芝酸 C₂
1	0.8307	0.2574	0.2494
2	0.9126	0.2539	0.2839
3	0.7798	0.6312	0.5898
4	1.5870	0.2112	0.4165
5	0.1917	0.2236	0.3037
6	0.6798	0.1925	0.3144
7	0.4780	0.2075	0.2167
8	0.5395	0.3732	0.2174
9	0.5955	0.3219	0.3546
10	1.5708	0.2528	0.3501

（续）

编 号	灵芝烯酸 D	灵芝酸 B	灵芝酸 C_2
11	0.2603	0.1614	0.2392
12	0.8485	0.1290	0.2018
13	0.6458	0.2230	0.1879
14	0.5438	0.1681	0.1766

2　特征图谱

2.1　仪器与试药

同 1.1。

2.2　方法与结果

2.2.1　色谱条件及对照品、供试品溶液的制备

同 1.2.1.1、1.2.1.2。

2.2.2　特征图谱的确定

取供试品溶液 5μL 注入液相色谱仪，照 1.2.1.1 项下色谱条件记录色谱图，分别测定 14 批样品。经比较分析，有 14 个色谱峰为 14 批灵芝共有，保留时间依次为 11.2（1），12.4（2），13.2（3），13.5（4），14.8（5），15.5（6），16.2（7），16.6（8），17.3（9），18.7（10，S），20.2（11），23.1（12），24.3（13），29.4（14），通过液相色谱（DAD 检测器）定位发现，1号峰为灵芝酸 C_2，6 号峰为灵芝酸 B、12 号峰为灵芝烯酸 D，见图 2。由特征

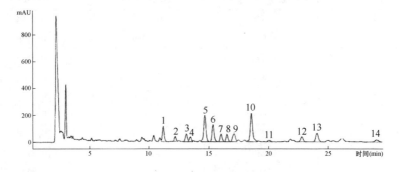

图 2　灵芝特征图谱

图谱可见，10 号峰相对峰面积较大，较稳定，故选 10 号峰为参照峰 S，各色谱峰相对峰面积见表 4。各峰保留时间的 RSD 为 0.08%~0.27%，相对峰面积的 RSD 为 15.1%~115.6%，显示灵芝子实体中均含有上述 14 个共有成分，但含量差异性较大，见图 3。

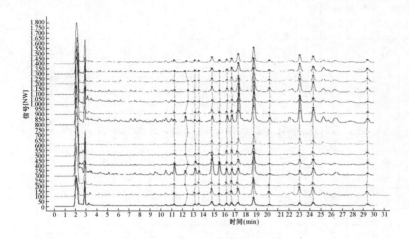

图 3 14 批灵芝特征图谱

2.2.3 特征图谱的精密度、稳定性、重现性试验

取灵芝饮片（9 号样品）粉末，照 1.2.1.2 制备成供试品溶液，连续进样 6 次，测得各色谱峰的保留时间和相对峰面积的 RSD 分别为 0.02%~0.15%、0.19%~0.97%，显示精密度良好。取精密度试验的供试品溶液 5μL，分别在 0、4、8、12、24、48h 依次进样，测得各色谱峰的保留时间与相对峰面积无明显变化，其 RSD 分别为 0.03%~0.10%、0.22%~0.84%。取同一灵芝饮片（9 号样品）粉末 6 份，照"1.2.1.2"项下制备，进样 5 μL，测得其各色谱峰的保留时间和相对峰面积的 RSD 分别为 0.05%~0.17%、0.21%~0.88%，显示该特征图谱稳定性、重复性均较好。

2.2.4 指纹图谱的相似性评价

应用卫生部药典委员会颁布的"中药色谱指纹图谱相似度评价系统"（2012 版）软件对 14 批灵芝图谱进行处理，见图 3，分别采用平均值和中位值计算，所得灵芝特征图谱的相似度均在 0.93 以上，表明建立的特征图谱技术指标稳定。

表4　14批灵芝特征图谱共有峰相对峰面积

共有峰	1	2	3	4	5	6	7	8	9	10	11	12	13	14	相对峰面积 RSD（%）
1	0.117	0.073	0.151	0.394	0.110	0.097	0.077	0.073	0.042	0.117	0.078	0.057	0.058	0.051	82.57
2	0.058	0.038	0.082	0.129	0.030	0.067	0.040	0.038	0.089	0.058	0.083	0.051	0.046	0.029	46.74
3	0.166	0.126	0.147	0.241	0.241	0.113	0.107	0.126	0.047	0.166	0.082	0.070	0.070	0.073	47.82
4	0.199	0.093	0.322	0.137	0.086	0.127	0.067	0.093	0.030	0.199	0.043	0.052	0.056	0.058	72.21
5	0.522	0.391	0.383	0.880	0.435	0.261	0.383	0.391	0.120	0.522	0.174	0.233	0.257	0.278	50.59
6	0.682	0.089	0.151	0.514	0.136	0.089	0.124	0.089	0.029	0.165	0.067	0.056	0.050	0.066	115.61
7	0.210	0.120	0.334	0.221	0.186	0.341	0.156	0.120	0.132	0.210	0.137	0.134	0.130	0.160	39.71
8	0.288	0.187	0.464	0.207	0.120	0.396	0.210	0.187	0.139	0.288	0.191	0.124	0.263	0.251	41.85
9	0.410	0.408	0.419	0.320	0.435	0.396	0.552	0.408	0.858	0.410	0.717	0.532	0.432	0.639	30.12
10	1.000	1.000	1.000	1.000	1.000	1.000	1.000	1.000	1.000	1.000	1.000	1.000	1.000	1.000	0
11	0.139	0.208	0.072	0.059	0.115	0.063	0.102	0.208	0.126	0.139	0.133	0.173	0.173	0.120	36.87
12	0.358	0.507	0.206	0.188	0.399	0.228	0.569	0.507	0.667	0.358	0.536	0.552	0.524	0.613	35.02
13	0.421	0.501	0.320	0.338	0.433	0.306	0.429	0.501	0.421	0.421	0.357	0.451	0.464	0.385	15.12
14	0.241	0.337	0.193	0.111	0.212	0.296	0.341	0.337	0.137	0.241	0.142	0.228	0.368	0.338	34.15

3　讨　论

（1）参考相关报道，对 14 批灵芝子实体中灵芝烯酸 D、灵芝酸 B、灵芝酸 C_2 的含量同时进行测定，由测定结果可知，此 3 种成分以灵芝烯酸 D 含量最高，含量范围在 0.26~3.09mg/g 之间。灵芝酸 B、灵芝酸 C_2 含量相当，含量范围在 0.2~0.6mg/g 之间。课题组曾经考察灵芝菌盖与菌柄中上述 3 种成分的差异，结果显示灵芝烯酸 D 在菌柄中的含量普遍高于菌盖，灵芝酸 B、灵芝酸 C_2 无明显差异。采集的灵芝样品产地虽相同，但品种不同，其中 3#、5#、7#、9#、11# 均为不产粉型灵芝，其余为产粉型灵芝，由表 3 可见，不产粉型灵芝中上述 3 种成分含量差异性不大，产粉型灵芝中灵芝烯酸 D 含量明显高于灵芝酸 B 和灵芝酸 C_2。

（2）通过 14 批灵芝子实体的测定分析，发现各特征峰相对峰面积有较大差异，但整体特征相似，相似度在 0.93 以上，说明相同产地培育的灵芝亦存在差异性，但同时也有较好的相关性。

（3）由特征图谱及各批次样品图谱可知，5、9、10、12、13 号色谱峰面积相对较大，相对峰面积 RSD 相对较小，其中 12 号峰为灵芝烯酸 D，其余 11 种成分虽然均因缺少对照品未能进行定量测定，但与李保明等人研究的结果类似，灵芝子实体中所含灵芝三萜类成分种类较多，且含量较高，可考虑运用多指标成分测定的方法分析灵芝中灵芝酸的总量。李保明等测定 2 批龙泉产灵芝的上述 3 种成分均低于本文结果，分析原因主要是栽培技术、生长年份、样品数量造成的差异。近年来灵芝中多糖含量一直引人关注，含量多在 0.5%~2%，而灵芝三萜类成分具有广泛的药理作用，且其含量远高于多糖，对灵芝三萜类成分进行测定和研究，可丰富对灵芝药用价值的认识。

（4）灵芝在丽水龙泉地区有广泛种植，建立代表性的特征图谱对控制灵芝质量，鉴别品种有着指导性的意义。本文首次对灵芝建立特征图谱方法，各特征峰与 S 峰的相对保留时间稳定，且运用指纹图谱软件计算相似度均在 0.93 以上。该方法与含量测定方法系统条件基本一致，采用甲醇回流法提取，操作简便、快速、稳定。灵芝酸类成分特征图谱的建立，有利于促进灵芝及其制剂研制水平和质量控制水平的提高，为全面评价和利用灵芝提供科学依据。

专题报告 18

HPLC-ELSD 法测定丽水薏苡仁中甘油三油酸酯的含量

摘要：本项目旨在研究丽水地区薏苡仁中主要成分的含量。研究采用高效液相色谱法测定甘油三油酸酯的含量，流动相为乙腈-二氯甲烷（65：35），色谱柱为 Agilent XDB-C18（4.6mm×250mm，5 μm），流速为 1.0mL/min，蒸发光散射检测器检测。结果为丽水地区薏苡仁中甘油三油酸酯的含量均高于国家标准。

关键词：薏苡仁，甘油三油酸酯，HPLC

　　薏苡仁为禾本科植物薏苡 *Coix lacryma-jobi* L. var. mayuen（Roman）Stapf 的干燥成熟种仁，秋季果实成熟时采割植株，晒干，打下果实，再晒干，除去外壳、黄褐色种皮及杂质，收集种仁即得。薏苡仁性味甘、淡、凉，具有利水渗湿，健脾止泻，除痹，排脓，解毒散结等功效。用于水肿、脚气、小便不利、脾虚泄泻，肺痈、肠痈、癌肿等。《本草纲目》谓苡仁"健脾益胃、补肺清热、祛风胜湿、养颜、驻容、轻身延年"。薏苡在我国栽培历史悠久，是我国古老的药食皆佳的粮种之一，目前也被证实为防癌佳品。全国大部分地区均产。丽水市缙云县近几年将薏苡仁种植作为特色产业发展，种植面积大，种植户多。现代药理研究表明，薏苡仁中的活性成分为甘油三酯类，具有抗癌、抗氧化、降低血脂和血清胆固醇含量、抑制脂肪积累、抗动脉粥样硬化、防治心脑血管疾病、增强肌体免疫力等多种生理功能。本文以甘油三油酸酯作为指标性成分，采用高效液相色谱法对丽水缙云主产区薏苡仁的含量进行测定，考察丽水地区薏苡仁的质量优劣。

1 实验材料

1.1 仪 器

Agilent 1100高效液相色谱仪（美国安捷伦公司）；ELSD2000蒸发光散射检测器，电子天平（XS104，上海恒刚衡器天平有限公司）；智能超声波清洗器（DL-360D，上海之信仪器有限公司）；Agilent1100 series色谱工作站。

1.2 试 药

乙腈、二氯甲烷为色谱纯（Merk），水为娃哈哈纯净水。甘油三油酸酯对照品（111692-201203，含量100%），由中国食品药品检定研究院提供。

薏苡仁药材为禾本科植物薏苡的干燥成熟种仁，样品经丽水市食品药品检验所专家鉴定。实验所用薏苡仁药材见表1。

表1 丽水缙云薏苡仁药材

编 号	产 地	编 号	产 地
1	舒洪村	8	梅宅村
2	古溪村	9	上坪村
3	泉竹村	10	姓季村
4	长丰村	11	南源村
5	江圳村	12	胡村
6	上小溪村	13	章村
7	张公抚村	14	双上村

2 测定方法与结果

2.1 色谱条件

流动相为乙腈-二氯甲烷（65：35），流速为1.0mL/min，Agilent XDB-C$_{18}$色谱柱（4.6mm×250mm，5μm），柱温30℃，蒸发光散射检测器。

2.2　系统适应性试验

2.2.1　对照品溶液的制备

精密称取甘油三油酸酯对照品适量，加流动相制成每 1mL 含 180μg 的溶液，即得。

2.2.2　供试品溶液的制备

取薏苡仁药材粉末（过 3 号筛）约 1g，精密称定，置锥形瓶中，精密加入流动相 50mL，密塞，称定重量，浸泡 2h，超声处理 30min，放冷至室温，再称定重量，用流动相补足减失的重量，摇匀，用 0.45μm 的微孔滤膜过滤，滤液即为供试品溶液。

分别精密吸取"2.2.1、2.2.2"项下溶液，按"2.1"项下色谱条件进样，记录色谱图，见图 1。

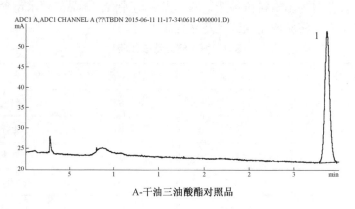

A-干油三油酸酯对照品

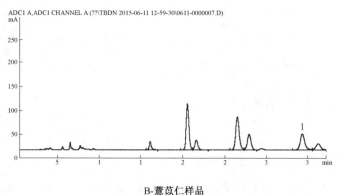

B-薏苡仁样品

图 1　HPLC 图谱

由图 1 可见，在该色谱条件下甘油三油酸酯与其他成分可达到基线分离，分离度均大于 1.5。对照品色谱峰与供试品色谱峰中相对应色谱峰的紫外光谱吸收均一致。结果表明在上述色谱条件下甘油三油酸酯具有良好的分离效果。

2.3　线性关系考察

取甘油三油酸酯对照品适量，精密称定，置 50mL 量瓶中，加流动相溶解并稀释至刻度，摇匀，制成含甘油三油酸酯 180μg/mL 的对照品溶液。依次进样 1、2、5、10、15μL，按 2.1 色谱条件进行测定，以 lgA 为纵坐标，lgC 为横坐标，绘制曲线，得出甘油三油酸酯的回归方程为 $Y = 1.28583X + 18.2268$（$R^2 = 0.9992$），表明甘油三油酸酯在 0.18~2.7μg 范围内与峰面积呈良好的线性关系。

2.4　精密度试验

精密吸取 2.2.1 对照品溶液 5μL，连续进样 5 次，测得其峰面积，计算甘油三油酸酯峰面积的 RSD 为 0.23%（$n = 5$），结果显示精密度良好。

2.5　稳定性试验

精密吸取 "2.2.2" 项下制备的供试品溶液各 5μL，分别在 0、4、8、12、24h 依次进样，测得其峰面积，计算甘油三油酸酯峰面积的 RSD 为 0.44%（$n = 5$），结果表明供试品溶液 24h 内稳定性良好。

2.6　重复性试验

精密称取同一薏苡仁样品（10 号）5 份，照 "2.2.2" 项下制备，进样 5μL 测定含量，计算甘油三油酸酯的含量分别为 1.002%、1.002%、1.001%、1.002%、1.003%，RSD 为 0.1%（$n = 5$）。

2.7　加样回收率试验

取已知含量的薏苡仁样品（9 号）6 份，各约 0.5g，精密称定，置具塞锥形瓶中，精密加入甘油三油酸酯对照品溶液 1mL（浓度为 5.01mg/mL），按 "2.2.2" 项下方法制备供试品液，进样 5μL，测定甘油三油酸酯含量，计算回收率，结果见表 2。

表2　加样回收率试验结果

组分	样品含量（μg）	对照品加入量（μg）	测得量（μg）	回收率（%）	$\overline{X}$（%）	RSD（%）
甘油三油酸酯	0.5324	0.5010	1.021	97.52	98.71	1.04
	0.5325		1.031	99.49		
	0.5348		1.028	98.45		
	0.5335		1.013	99.12		
	0.5299		1.019	97.63		
	0.5327		1.034	100.0		

2.8　样品含量测定

取 1.2 项下 14 个样品各约 1.0g，精密称定，按 "2.2.2" 项下方法制备供试品溶液，分别测定并计算含量，结果见表3。

表3　丽水缙云薏苡仁中甘油三油酸酯的含量

编　号	甘油三油酸酯（%）	编　号	甘油三油酸酯（%）
1	1.03	8	0.97
2	0.60	9	0.98
3	0.94	10	1.00
4	0.75	11	0.55
5	0.70	12	1.25
6	0.67	13	1.25
7	0.78	14	1.08

3　讨　论

（1）本实验按照《中国药典》2010 版一部中薏苡仁的含量测定方法，选择蒸发光散射检测器进行检测，甘油三油酸酯与其他峰分离完全，无干扰。蒸发光散射检测器对于不易挥发的化合物，无紫外吸收均可检测。该检测器的这一特点完全适用于油脂类的检测，而且还克服了其他检测方法灵敏度低、操作繁琐、干扰因素多等缺点。

（2）薏苡仁作为药食两用的中药材在丽水及景宁畲族自治县应用广泛，丽水薏苡仁的主要产地在缙云，在景宁畲族自治县也有种植，由表3可知，缙云产薏苡仁中甘油三油酸酯含量也存在较明显差异，但均达到《中国药典》2010 年版中不低于 0.5% 的限度要求，仅 1 批低于 0.60%，且有 5 批超出 1.0%。任江剑等研究中发现福建产薏苡仁含量较高达到 0.793%，在本次研究中，丽水缙云产薏苡仁含量仅 3 批低于 0.7%，显示缙云产薏苡仁质量优等。

专题报告 19

薏苡仁中 5 种重金属元素的含量测定

摘要： 本项目研究薏苡仁中砷（As）、汞（Hg）、铅（Pb）、镉（Cd）、铜（Cu）5 种重金属含量。采用原子荧光光谱法及原子吸收分光光度法分别测定不同产地薏苡仁中 As、Hg 及 Pb、Cd、Cu 的含量。结果为各产地薏苡仁中含 As、Hg、Pb、Cd、Cu 最高分别为 1.04mg/kg、0.077mg/kg、1.11mg/kg、0.066mg/kg、6.24mg/kg。该方法灵敏、高效、准确，可用于薏苡仁的安全性评价。

关键词： 薏苡仁，重金属，原子荧光，原子吸收

薏苡仁为禾本科植物薏苡 Coix lacryma-jobi L. var. mayuen（Roman）Stapf 的干燥成熟种仁，秋季果实成熟时采割植株，晒干，打下果实，再晒干，除去外壳、黄褐色种皮及杂质，收集种仁即得。薏苡仁是从古代就有的一种谷类，原产于越南，在我国也称薏米、薏仁、苡米、苡仁，被誉为"世界禾本科植物之王"，是常用的中药，又是普遍、常吃的食物。薏苡仁性味甘、淡、凉，具有利水渗湿，健脾止泻，除痹，排脓，解毒散结等功效。用于水肿、脚气、小便不利、脾虚泄泻、肺痈、肠痈、癌肿等。《本草纲目》谓苡仁"健脾益胃，补肺清热、祛风胜湿、养颜、驻容、轻身延年"。薏苡在我国栽培历史悠久，是我国古老的药食皆佳的粮种之一，目前也被证实为防癌佳品。全国大部分地区均产，丽水市也将薏仁仁种植作为特色产业发展。由于薏仁的营养价值很高，因此越来越多的人意识到薏苡仁的药食双效价值而争相购买。然而近年来，中药中重金属残留问题越来越被人们所关注，重金属一旦被人体吸收，可

引起蓄积性毒性反应。而薏苡仁药材中所含铅、砷、汞等重金属含量的检测一直未曾开展。本文旨在利用原子荧光光谱法及原子吸收分光光度法对不同产地薏苡仁中所含砷（As）、汞（Hg）、铅（Pb）、镉（Cd）、铜（Cu）5 种重金属元素进行测定，为对其深入研究提供理论依据。

1　实验材料

1.1　仪　器

AFS-230E 原子荧光光度计（北京科创海光公司）；3500AA 型原子吸收分光光度计（美国 Themofisher）；电子天平（XS104，上海恒刚衡器天平有限公司）；微波消解仪（CEM）。

1.2　试　药

盐酸、硝酸均为优级纯，水为娃哈哈纯净水。砷、汞、元、铅、镉、铜元素标准溶液，均由中国计量科学研究院提供。磷酸氢二铵、磷酸二氢铵、氢氧化钠、硼氢化钠、高锰酸钾、盐酸羟胺、抗坏血酸、硫脲、硫酸均为优级纯。

薏苡仁药材为禾本科植物薏苡的干燥成熟种仁，经丽水市食品药品检验所专家鉴定。实验所用各产地薏苡仁药材见表 1。

表 1　16 批薏苡仁药材的产地

编　号	产　地	编　号	产　地
1	浙江缙云	9	浙江缙云
2	广西百色	10	东北
3	浙江缙云	11	云南
4	江西井冈山	12	浙江缙云
5	福建浦城	13	浙江缙云
6	温州泰顺	14	贵州
7	贵州	15	浙江缙云
8	贵州	16	福建

2　试验方法

2.1　砷、汞元素的测试条件

砷、汞元素在 AFS-230E 型原子荧光光度计的测试条件见表 2。

表2   AFS-230E 型原子荧光光度计的测试条件

表2   AFS-230E 型原子荧光光度计的测试条件

元素	As	Hg
灯电流（mA）	55	25
负高压（V）	290	280
读数时间（s）	10	10
载气流量（mL/min）	400	400
屏蔽气流量（mL/min）	900	900

2.2   铅、镉、铜元素的测定条件

铅、镉、铜元素在 AA-6300E 型原子吸收分光光度计的测试条件见表3。

表3   AA-6300E 型原子吸收分光光度计的测试条件

元素	Pb	Cd	Cu
波长（nm）	283.3	228.8	324.7
干燥温度（℃）	100	120	
灰化温度（℃）	800	800	
原子化温度（℃）	1300	1250	

2.3   标准溶液的制备

测定空白溶液 11 次，计算相应元素的检出限。可得 As、Hg、Pb、Cd、Cu 5 种元素的检出限分别为 0.012、0.011、0.013、0.020、0.046μg/L（表4）。

表4   配制标准溶液的元素种类及浓度   单位：μg/L

元素	0	1	2	3	4	5	相关系数	回归方程
As	0	2.0	4.0	6.0	8.0	10.0	0.9984	$A=66.685C-59.897$
Hg	0	0.5	0.8	1.2	1.6	2.0	0.9987	$A=903.779C-281.089$
Pb	0	2.0	4.0	10.0	20.0		0.9972	$A=0.1766C+0.0207$
Cd	0	0.2	0.4	0.8	1.5		0.9988	$A=0.16706C+0.0078$
Cu	0	300	600	800	1200		0.9999	$A=0.17703C-0.0004$

2.4   样品溶液的制备

2.4.1   样品的前处理

取样品粗粉 0.2g 置聚四氟乙烯消解罐内，加硝酸 8.0mL，混匀，浸泡过

夜，置微波消解仪内进行消解，程序为：由室温经 5min 升至 120℃，保持 3min；经 10min 升至 150℃，保持 3min；再经 5min 升至 180℃，保持 25min。消解完成后，内罐置电热板上缓缓加热赶酸至约 1mL，放冷，备用。

2.4.2　砷样品溶液的制备

上述备用溶液用 3% 盐酸溶液、5% 硫脲、5% 抗坏血酸溶解转移至 20mL 量瓶中，即得。

2.4.3　汞样品溶液的制备

上述备用溶液用 2% 盐酸溶液转移至 20mL 容量瓶中，加 2% 硫酸溶液 2mL，滴加 2% 高锰酸钾溶液 1mL，再加 2% 盐酸羟胺溶液至红色消失，用 3% 盐酸稀释至刻度，即得。

2.4.4　铅、镉、铜样品溶液的制备

上述备用溶液用 1% 硝酸溶液转移至 50mL 容量瓶中并稀释至刻度，即得。

2.4.5　精密度试验

取 4 号样品各元素溶液，连续测定 6 次，RSD 分别为 1.11%、1.01%、0.21%、0.32%、0.15%。

2.4.6　加样回收试验

取 4 号样品分别加入相应元素标准溶液，按 2.4.1 至 2.4.4 制备成溶液。按相应方法测定。结果各元素回收率分别为：91%、102%、105%、97%、101%。

3　结果与讨论

3.1　16 批薏苡仁中重金属含量

16 批薏苡仁药材产地及重金属含量见表 5。

表 5　16 批薏苡仁药材中重金属含量　　　　　单位：mg/kg

编号	As	Hg	Pb	Cd	Cu
1	0.986	0.069	0.000	0.000	6.24
2	0.915	0.046	0.084	0.000	5.38
3	1.04	0.077	0.574	0.000	5.93
4	0.225	0.0059	1.11	0.066	4.99
5	0.067	0.018	0.860	0.052	3.27
6	0.101	0.073	1.11	0.046	3.41
7	0.095	0.016	1.07	0.000	6.09

（续）

编号	As	Hg	Pb	Cd	Cu
8	0.117	0.015	0.903	0.012	5.20
9	0.089	0.022	0.258	0.0084	6.18
10	0.108	0.023	0.874	0.0027	4.56
11	0.094	0.024	0.473	0.012	2.00
12	0.088	0.022	0.099	0.0093	6.03
13	0.117	0.022	0.830	0.020	5.17
14	0.090	0.023	0.238	0.024	4.87
15	0.102	0.023	0.065	0.027	5.91
16	0.096	0.018	0.454	0.000	2.02

3.2　讨　论

中国食品卫生标准 GB2762—81 规定，粮食（成品粮）中汞含量不得超过 0.02mg/kg；GB7100—86 规定，糕点、面包中铅含量不得超过 0.5mg/kg；GB2715—81 中规定粮食中砷含量不得超过 0.7mg/kg、糕点中不得超过 0.5mg/kg。据资料显示，镉含量限度为 0.1mg/kg，关于铜的限量未有报道。由实验数据可知，1~3 号样品砷含量超过卫生部粮食标准；8 个样品铅含量超过卫生部标准；4 个样品汞含量超标；镉含量均低于限度值；铜含量低于 6.5mg/kg。

砷、铅、镉、汞、铜这 5 种重金属元素如在人体内残留对人体的危害是极大的。砷可作用于神经系统、刺激造血器官，引发细胞中毒和毛细管中毒，还有可能诱发恶性肿瘤。铅对神经系统、骨骼造血功能、消化系统、男性生殖系统等均有危害，汞化合物对蛋白质形成疏松的蛋白化合物，对组织有腐蚀作用。镉化合物属中等毒类，可使组织代谢发生障碍，也能损伤局部组织细胞，引起炎症和水肿。铜过量可引起急性和慢性中毒，表现为恶心、头晕、鼻黏膜出血、溃疡等。

随着人们生活水平的提高，对食品安全的要求越来越高。同时随着工业化、现代化的发展，无论发达国家、发展中国家都面临严峻的重金属污染问题。食品安全日益成为食品卫生机构重要的研究对象。如何减轻食品、特别是药食同源的中药材重金属污染问题成为一个重要的社会话题和科研课题。本研究使用的原子荧光及原子吸收光谱法测定薏苡仁中的重金属含量具有灵敏、高效、准确等优点，可广泛用于薏苡仁的安全性评价，同时为建立薏苡仁及其他药食同源中药材的重金属限度指标提供科学的理论依据。

专题报告 20

丽水地产铁皮石斛中浸出物、多糖及甘露糖的测定

摘要：本研究通过浸出物、多糖及甘露糖含量的检测评价丽水地产铁皮石斛的质量。课题组自采新鲜铁皮石斛 26 批，55℃烘干，按照《中华人民共和国药典》2010 版铁皮石斛项下方法，分别用热浸法测定醇溶性浸出物，苯酚–硫酸比色法测定多糖含量，柱前衍生高效液相色谱法测定甘露糖含量。结果为，采收期内的铁皮石斛各指标含量均高于标准规定，各批次铁皮石斛的浸出物、多糖及甘露糖的含量差异明显。本试验可为评价丽水地产铁皮石斛的质量提供理论依据，对丽水地区铁皮石斛的种植具指导意义。

关键词：铁皮石斛；浸出物；多糖；甘露糖

铁皮石斛为兰科植物铁皮石斛 *Dendrobium officinale* Kimura et Migo 的干燥茎。具有益胃生津，滋阴清热的功效，用于热病津伤，口干烦渴，胃阴不足，食少干呕，病后虚热不退，阴虚火旺，骨蒸劳热，目暗不明，筋骨痿软等。东汉时期《神农本草经》将其列为上品。道家养生经典《道藏》将它誉为"中华九大仙草之首"。民间称铁皮石斛为救命仙草、寸金草。作为养生保健的极品，历代医家推崇备至。据现代研究，铁皮石斛具有增强免疫力，抗疲劳、抗氧化、降血糖、降血压、抗肝损害等药理作用。目前，铁皮石斛野生资源急剧减少，人工种植技术成熟，规模增加。丽水处于浙西南山区，山清水秀，空气清新，水质较优，为种植铁皮石斛奠定了优良的天然环境。现有多个种植基地，种植面积上千亩，但市场上出售的铁皮石斛品质良莠不齐。本课题组自行到 7 个基地采集鲜品铁皮石斛，切成段，低温烘干（55℃），参照《中华人民

共和国药典》2010 版铁皮石斛项下，分别用热浸法测定醇溶性浸出物，苯酚–硫酸比色法测定多糖含量，柱前衍生高效液相色谱法测定甘露糖含量，评价丽水各种植区铁皮石斛的质量情况。

1 仪器与试药

　　Agilent 1260 高效液相色谱仪（美国安捷伦公司）；UV2550 型紫外分光光度仪（日本岛津公司），水浴锅（上海梅香仪器公司），电子天平（XS105DU，瑞士梅特勒公司）。无水葡萄糖对照品（批号 110833 - 20090，质量分数 100.0%），甘露糖（批号 140651-210602），购自中国食品药品检定研究院、乙腈（德国默克公司生产）为色谱纯；盐酸氨基葡萄糖（日本产，质量分数 98.0%），PMP，硫酸、苯酚、乙酸铵为分析纯，水为娃哈哈纯净水。26 批丽水市铁皮石斛鲜条，经丽水市食品药品检验所主任中药师李水福鉴定为兰科植物铁皮石斛（表 1）。

表 1　26 批铁皮石斛资料

编号	采收（产）地	种植情况	种　源	采收时间
1	龙泉县基地	2013 年种植大棚里	雁荡山种组培	2014. 09. 20
2	龙泉县基地	2013 年种植大棚里	雁荡山种组培	2015. 04. 17
3	庆元县基地	2008 年种植大棚里	庆元野生种组培	2014. 12. 13
4	庆元县基地	2010 年种植大棚里	庆元野生种组培	2015. 03. 22
5	庆元县基地	2011 年种植大棚里	庆元野生种组培	2015. 03. 22
6	庆元县基地	2012 年种植大棚里，施奥力肥	庆元野生种组培	2015. 03. 22
7	庆元县基地	2012 年种植大棚里，施有机肥	庆元野生种组培	2015. 03. 22
8	庆元县基地	2013 年种植大棚里，茎长度长	庆元野生种组培	2015. 03. 22
9	庆元县基地	2013 年种植大棚里，茎长度短	庆元野生种组培	2015. 03. 22
10	庆元县基地	2013 年种植大棚里，开花前采集	乐清种组培	2015. 03. 22
11	龙泉县基地	2010 年种植大棚里	雁荡山种组培	2014. 12. 14
12	龙泉县基地	2010 年种植梨树上	雁荡山种组培	2014. 12. 14
13	龙泉县基地	2010 年种植梨树上	雁荡山种组培	2015. 03. 22
14	龙泉县基地	2010 年种植大棚里	雁荡山种组培	2015. 03. 22
15	龙泉县基地	2012 年种植大棚里	雁荡山种组培	2015. 03. 22
16	龙泉县基地	2013 年种植杉树上	广东韶关种组培	2015. 03. 22

（续）

编号	采收（产）地	种植情况	种源	采收时间
17	松阳县基地	2012 年种植大棚里	兰中宝 1 号	2014. 12. 18
18	松阳县基地	2012 年种植大棚里	兰中宝 2 号	2014. 12. 18
19	缙云县基地	2011 年种植大棚里（2~3 年茎）	建德种组培	2015. 03. 23
20	缙云县基地	2013 年种植大棚里	杂交种，浙江大学组培	2015. 03. 23
21	丽水市区基地	2012 年种植大棚里	杂交种，浙江农林大学组培	2015. 03. 24
22	丽水市区基地	2013 年种植大棚里	杂交种，浙江农林大学组培	2015. 03. 24
23	青田县基地	2014 年移种 2 年的苗至大棚里	雁荡山种组培	2015. 03. 29
24	青田县基地	2014 年移种 2 年的苗至大棚里	福建种"仙草 1 号"组培	2015. 03. 29
25	松阳县基地	2012 年种植梨树上	雁荡山种组培	2015. 04. 13
26	松阳县基地	2012 年种植大棚里	雁荡山种组培	2015. 04. 13

2　方　法

2.1　浸出物测定

2.1.1　醇溶性浸出物

参照 2010 年版《中华人民共和国药典》（一部）附录 VA 项下热浸法，以乙醇为溶剂，结果见表 2。

2.1.2　水溶性浸出物

参照 2010 年版《中华人民共和国药典》（一部）附录 VA 项下热浸法，以水为溶剂。

2.2　多糖测定

2.2.1　对照品溶液的配置

精密称取无水葡萄糖对照品 9.56mg，加水溶解稀释成每毫升含 90μg 的溶液。

2.2.2　标准曲线的制备

精密量取对照品溶液 0.2、0.4、0.6、0.8、1.0mL，分别置 10mL 具塞度试管中，各加水补至 1.0mL，混匀，在冰水浴中精密加入 5%苯酚溶液 1mL，硫酸溶液 5mL，混匀，置沸水浴中加热 20min，取出，置冰水浴中冷却 5 min，取出，以相应试剂为空白。照紫外-分光光度法，在488nm波长处测定吸光度。以吸光度为纵坐标，浓度为横坐标，绘制标准曲线。回归方程为 $Y = 0.07128X - 0.00158$，$R^2 = 0.9983$，浓度在 $2.74 \sim 13.7\mu g/mL$ 范围内线性关系良好。

2.2.3　样品溶液的制备及测定

称取样品粉末（过三号筛）约0.3g，置圆底烧瓶中，加入水200mL，置电热套中回流2h，放冷，转移至250mL容量瓶中，用少量水分次洗涤容器，洗液并入同一量瓶中，加水至刻度，摇匀，过滤，精密量取续滤液2mL，置15mL离心管中，精密加入无水乙醇10mL，摇匀，冷藏1h，取出，离心20min，弃去上清液（滤过），沉淀加80%乙醇洗涤2次，每次8mL，离心重复2次，弃去上清液（滤过），离心管中的沉淀和滤纸上的沉淀物加热水溶解至25mL容量瓶中，精密量取1mL，置10mL具塞试管中，照标准曲线制备项下的方法，自精密加入5%苯酚溶液1mL起，依法测定吸光度，计算。多糖含量结果见表2。

表2　26批铁皮石斛浸出物、多糖、甘露糖含量测定结果　　　单位:%

编号	浸出物	多糖	甘露糖	编号	浸出物	多糖	甘露糖
1	12.9	10.0	13.5	14	15.0	44.5	27.8
2	7.0	53.4	30.3	15	17.3	35.8	27.3
3	12.2	19.8	26.1	16	12.7	40.1	23.2
4	9.0	39.8	27.6	17	15.8	29.4	34.2
5	14.8	26.3	18.3	18	17.1	24.5	29.3
6	17.6	26.7	19.1	19	11.6	25.8	11.9
7	12.5	34.7	19.3	20	15.6	44.8	29.8
8	14.6	33.5	23.2	21	7.0	48.7	34.8
9	12.6	38.6	25.9	22	8.0	45.2	32.8
10	17.6	25.9	35.7	23	14.2	29.4	23.4
11	12.4	35.8	32.4	24	12.0	35.5	24.6
12	14.5	33.1	32.9	25	14.6	27.5	19.0
13	15.8	37.5	25.6	26	13.3	27.4	21.2

2.3　甘露糖测定

2.3.1　色谱条件

色谱柱为 Agilent-XDB　C_{18}（150mm×4.6mm，5μm）；流动相为乙腈0.02mol/L-乙酸铵溶液（20:80），流速1.0mL/min；柱温:30℃；检测波长:250nm；自动进样，进样量:10μL。

2.3.2　内标溶液的制备

取D-盐酸氨基葡萄糖适量，精密称定，加水制成每1mL含12mg的溶液，即得。

2.3.3　对照品溶液的制备

取 D-甘露糖对照品约 10mg，精密称定，置 100mL 容量瓶中，精密加入内标溶液 1mL，加水适量使溶解，用水定容至刻度，摇匀，即得。

2.3.4　供试品溶液制备

取供试品粉末（过 3 号筛）约 0.12g，精密称定，置索氏提取器中，加 80% 乙醇适量，加热回流提取 4h，弃去乙醇液药渣挥干乙醇，滤纸筒拆开置于烧杯中，加水 100mL，精密加入内标溶液 2mL，称定重量，煎煮并时时搅拌 1h，放冷，称重，加水补足减失的重量，摇匀，离心，精密量取上清液 1mL，置顶空瓶中，加入 3.0mol/L 的盐酸溶液 0.5mL，封口，混匀，置 110℃ 烘箱中水解 1h。冷却后，开封，用 3.0mol/L 的氢氧化钠溶液调节 pH 值至中性，即得。

2.3.5　系统适用性试验

取对照品溶液与供试品溶液各 400μL，分别加 0.5mol/L 的 PMP（1-苯基-3-甲基-5-吡唑啉酮）甲醇溶液与 0.3mol/L 的氢氧化钠溶液各 400μL，混匀，70℃ 水浴反应 100min。再加 0.3mol/L 的盐酸溶液 500μL，混匀，用三氯甲烷洗涤 3 次，每次 2mL，弃去三氯甲烷液，水层离心 10min 后，分别精密吸取上清液各 10μL，注入高效液相色谱仪，测得 HPLC 图谱见图 1。理论板数按甘露糖峰计算大于 4000。分离度大于 1.5。求得平均校正因子其相对标准偏差小于 2.0。

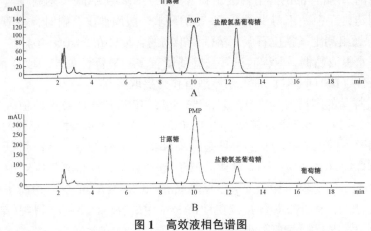

图 1　高效液相色谱图

A-对照品；B-供试品

2.3.6　样品含量测定

按"2.3.4"项下供试品制备方法制备样品，按"2.3.5"系统适用性项下柱前衍化样品，按"2.3.1"项下色谱条件测定，按干燥品计算铁皮石斛中甘露糖的含量，结果见表2。

3　讨　论

3.1　实验操作过程中碰到的问题及解决方法

测定多糖含量时，冷藏1h，取出，离心20min，弃去上清液，沉淀加80%乙醇洗涤2次，每次8mL，离心重复2次，弃去上清液，这两步弃去上清液时，沉淀易损失，造成同一份样品两次测定结果的相对平均偏差平行性（RSD）过大，故实验时，将上清液倒到滤纸上先滤过，滤纸上沉淀物最后用热水溶解至25mL容量瓶中，这样所得结果相对平均偏差符合要求，减少了损失。研究中也曾把离心机的速度加大为每分钟5000转（药典规定转数为每分钟4000转），离心时间延长到40min，沉淀也不易弃去。另外，热水恒温在80℃，才能充分溶解沉淀。

3.2　研究结果总结

检测的26批样品的醇溶性浸出物含量在7.0%~17.6%，均高于《中华人民共和国药典》中"不得少于6.5%"的要求。服用铁皮石斛时，一般用水煎煮2h，课题组测定了铁皮石斛水溶性浸出物的含量，在34.0%~64.9%，含量较高，但水提液黏稠，取样时试管挂壁残留较多，平行性欠佳。取样量不准，两份平行性（RSD）超过5%，水不适宜作为提取溶剂。

26批样品的多糖含量在10.0%~53.4%，其中1号是采集种植1年根的茎，9月份采集，多糖含量较低，为10.0%；18号是采集种植2年根的茎，多糖含量稍微偏低，为24.5%；3号是采集种植7年根的茎，茎产量低，黏液少，多糖含量为19.8%，这3批样品低于《中华人民共和国药典》中"不得少于25.0%"的要求，其余批次多糖含量在25.8%~53.45%，均高于标准规定。本测定结果说明铁皮石斛应在种植3年后采收，由3~9号样品结果看，种植7年的铁皮石斛多糖含量下降。

26批样品的甘露糖的含量在11.9%~35.7%，19号样品甘露糖的含量为11.9%，因采集的样品为生长2~3年开花后的茎，叶已全部脱落，茎瘦小、柴性，甘露糖含量低于药典标准规定，其余批次甘露糖含量均在 13.0%～38.0%的药典标准范围内。开花后采集的样品甚少，不能从统计学上说明铁皮石斛应在开花前采收，但测定结果与铁皮石斛传统采收期为 11 月至翌年 3 月采收相符。

测定结果显示，铁皮石斛种植 3～5 年的根，从 11 月份到翌年开花前采集生长一年的茎，各指标性含量均符合药典规定，品质较优，应严格控制种植年限与采收季节。与苑鹤等的研究的结果相符合，根据铁皮石斛中多糖与单糖的变异规律，采收应在 3 年生开花前进行。不同种源的铁皮石斛在丽水地区种植，多糖和甘露糖含量存在较大的差异。其中，引自雁荡山种源的多糖含量最高；乐清种源的甘露糖含量最高。多糖的含量与甘露糖含量之间不存在规律性。其中，雁荡山种源铁皮石斛在丽水地区种植，干燥品的醇溶性浸出物、多糖和甘露糖含量等指标都较高，在丽水地区种植较为优势。本研究结果供丽水地区选种优良铁皮石斛品系做参考。

专题报告 21

灵芝孢子粉中 4 种重金属元素的含量测定

摘要：本项目研究灵芝孢子粉中砷（As）、汞（Hg）、铅（Pb）、镉（Cd）4种重金属含量。方法采用原子荧光光谱法、原子吸收分光光度法分别测定灵芝孢子粉中 As、Hg 及 Pb、Cd 的含量。结果是灵芝孢子粉中含 As、Hg、Pb、Cd 最高分别为 0.342、0.043、10.495、0.649mg/kg。结论为灵芝孢子粉中 As、Hg、Pb、Cd 的含量测定提供了可靠的检测方法，为其质量标准的制定提供了科学依据。

关键词：灵芝孢子粉，重金属，原子荧光，原子吸收

灵芝孢子粉为多孔菌科真菌赤芝 *Ganoderma lucidum*（leyss. ex Fr.）Karst. 或紫芝 *Ganoderma sinese* Zhao, Xu et Zhang 的成熟种子。灵芝属于药食两用食品，《本草纲目》列为上品，适合所有人群，是延缓衰老的食用佳品。灵芝孢子粉是其精华部分，是灵芝成熟之后才产生的，已被卫生部收入了新资源食品范畴。市场上灵芝孢子粉产品种类繁多，丽水市从事灵芝孢子粉生产企业有近 20 家。目前灵芝孢子粉尚无统一的国家标准和行业标准，本文利用原子荧光光谱法及原子吸收分光光度法对灵芝孢子粉中所含砷（As）、汞（Hg）、铅（Pb）、镉（Cd）4 种重金属元素进行测定，旨在为灵芝孢子粉的质控研究提供一种可靠的理论依据。

1　实验材料

1.1　仪　器

AFS-230E 原子荧光光度计（北京科创海光公司）；3500AA 型原子吸收分光光度计（美国 Themofisher）；电子天平（XS105DU，瑞士梅特勒公司）；微波消解仪（CEM）。

1.2　试　药

砷、铅、镉元素标准溶液，均购自中国计量科学研究院；汞元素标准溶液购自国家有色金属及电子材料分析测试中心。盐酸、硝酸、磷酸氢二铵、磷酸二氢铵、氢氧化钠、高锰酸钾、硫脲、硫酸均为优级纯；盐酸羟胺、抗坏血酸、硼氢化钠为分析纯；水为娃哈哈纯净水。

灵芝孢子粉均在丽水市场购入，见表 1。

表 1　20 批灵芝孢子粉来源

编号	名　称	规　格	生产单位
1	灵芝破壁孢子粉	150g/瓶	公司 A
2	中国有机破壁灵芝孢子粉	150g/瓶	公司 A
3	灵芝破壁孢子粉	1g/包×60 包/盒	公司 A
4	灵芝胶囊	0.35g/粒×120 粒/瓶	公司 A
5	灵芝破壁孢子粉胶囊	0.3g/粒×30 粒/瓶	公司 B
6	灵芝破壁孢子粉	2g×100 袋	公司 B
7	孢子粉原料	无	公司 B
8	破壁灵芝孢子粉原料	无	公司 C
9	破壁灵芝孢子粉	100g/袋	公司 C
10	灵芝破壁孢子粉	100g/袋	公司 D
11	破壁灵芝孢子粉	100g/袋	公司 E
12	灵芝破壁孢子粉	125g/袋	公司 F
13	破壁灵芝孢子粉	3g×20 袋/盒	公司 G
14	灵芝孢子粉原	无	公司 H

（续）

编号	名　称	规　格	生产单位
15	破壁灵芝孢子粉	2g/包	公司 H
16	灵芝孢子粉原料	无	公司 C
17	灵芝孢子粉	100g/袋	公司 I
18	破壁灵芝孢子粉胶囊	70mg/粒×40 粒/瓶	公司 J
19	灵芝破壁孢子粉胶囊	0.4g/粒×24 粒/盒	公司 K
20	破壁灵芝孢子粉胶囊	0.3g×100 粒/1 瓶	公司 L

2　试验方法

2.1　砷、汞元素的测试条件

砷、汞元素在 AFS-230E 型原子荧光光度计的测试条件见表 2。

表 2　AFS-230E 型原子荧光光度计的测试条件

元素	As	Hg
灯电流（mA）	55	25
负高压（V）	290	280
读数时间（s）	10	10
原子化器高度（mm）	8	10
载气流量（mL/min）	400	400
屏蔽气流量（mL/min）	900	900

2.2　铅、镉元素的测定条件

铅、镉元素在 3500AA 型原子吸收分光光度计的测试条件见表 3。

表 3　3500AA 型原子吸收分光光度计的测试条件

元　素	Pb	Cd
波长（nm）	283.3	228.8
干燥温度（℃）	100	120
灰化温度（℃）	800	800
原子化温度（℃）	1300	1250

2.3 标准溶液的制备

配置标准溶液的砷、汞、铅、镉浓度见表4。

表4 配置标准溶液的元素种类及浓度 单位：µg/L

元素	0	1	2	3	4	5	相关系数	回归方程
As	0	2.0	4.0	6.0	8.0	10.0	0.9985	If = 153.330C−191.661
Hg	0	0.2	0.4	0.6	0.8	1.0	0.9964	If = 418.795C−79.919
Pb	0	2.0	4.0	10.0	20.0		0.9972	Y = 0.01086X+0.0130
Cd	0	0.2	0.4	0.8	1.5		0.9968	Y = 0.13810X−0.0001

2.4 样品溶液的制备

2.4.1 样品的前处理

取 3 号样品 0.2g，置聚四氟乙烯消解罐内，加硝酸8.0mL，混匀，浸泡过夜，置微波消解仪内进行消解，程序为：由室温经 5min 升至 120℃，保持 3min；经 5min 升至 150℃，保持 10 分钟；再经 10min 升至 180℃，保持 25min。消解完成后，内罐置电热板上缓缓加热赶酸至约 1mL，放冷，备用。同时制备试剂空白备用溶液。

2.4.2 砷样品溶液的制备

2.4.1 备用溶液用 5% 盐酸溶液溶解转移至 20mL 量瓶中并稀释至刻度，精密加入 10% 硫脲-抗坏血酸溶液 2mL，摇匀，即得。同法制备试剂空白溶液。

2.4.3 汞样品溶液的制备

2.4.1 备用溶液用 5% 盐酸溶液转移至 25mL 容量瓶中，精密加入 20% 硫酸溶液 5mL、5% 高锰酸钾溶液 0.5mL，滴加 2% 盐酸羟胺溶液至红色消失，用 5% 盐酸稀释至刻度，摇匀，即得。同法制备试剂空白溶液。

2.4.4 铅、镉、铜样品溶液的制备

2.4.1 备用溶液用 1% 硝酸溶液转移至 50mL 容量瓶中并稀释至刻度，摇匀，即得。同法制备试剂空白溶液。

2.5 精密度试验

取 3 号样品各元素溶液，连续测定 5 次，As、Hg、Pb、Cd 的 RSD 分别为 0.6%、1.2%、1.5%、0.8%。

2.6 重复性试验

取 3 号样品，平行取样 15 份，按 2.4.2、2.4.3、2.4.4 各制备 5 份，按

相应方法测定，测得 As、Hg、Pb、Cd 的含量分别为 0.221、0.035、0.355、0.145mg/kg，RSD 分别为：2.8%、3.2%、6.7%、9.8%。

2.7 加样回收试验

取 3 号样品分别加入相应元素标准溶液，按 2.4.1 至 2.4.4 制备成溶液。按相应方法测定。结果 As、Hg、Pb、Cd 的回收率分别为：101%、115%、117%、97%。

2.8 样品测定

取各编号样品，照 2.4 制备供试品溶液，按 2.1、2.2 条件测定，计算四种重金属元素的含量（表 5）。

表 5 20 批灵芝孢子粉中重金属含量 　　　单位:mg/kg

编号	As	Hg	Pb	Cd
1	0.143	0.040	0.464	0.177
2	0.225	0.039	1.648	0.551
3	0.221	0.35	0.355	0.145
4	0.342	0.037	1.012	0.200
5	0.336	0.033	小于 0.001	0.223
6	0.221	0.038	1.121	0.215
7	0.121	0.037	小于 0.001	0.649
8	0.123	0.042	小于 0.001	0.174
9	0.173	0.041	2.578	0.620
10	0.130	0.036	小于 0.001	0.278
11	0.166	0.039	小于 0.001	0.389
12	0.139	0.041	小于 0.001	0.218
13	0.221	0.036	小于 0.001	0.320
14	0.142	0.038	1.273	0.279
15	0.125	0.031	1.895	0.256
16	0.124	0.043	10.495	0.256
17	0.143	0.042	1.789	0.352
18	0.146	0.033	0.924	0.252
19	0.301	0.022	0.257	0.244
20	0.208	0.048	0.078	0.424

3　讨　论

As、Pb、Cd、Hg 这 4 种重金属元素如在人体内残留，对人体的危害是极大的。As 在人体内可与细胞内酶蛋白的巯基结合而失去活性，从而影响组织的新陈代谢，引起细胞死亡；也可使神经细胞代谢产生障碍，造成神经系统病变还有致畸作用；Pb 损害人体的免疫系统，使机体的免疫力明显下降；Hg 可在肾脏和肝脏中蓄积，并通过血脑屏障进入脑组织，引起严重的中枢神经症状；Cd 蓄积于肾脏会导致蛋白尿、糖尿及氨基酸尿，并出现其他肾小管功能紊乱现象，继而导致负钙平衡，引起骨质疏松症。

《中华人民共和国药典》中白芍、金银花、黄芪等重金属及有害元素项下限度规定均为：As 应不得过 2mg/kg、Hg 应不得过 0.2mg/kg、Pb 应不得过 5mg/kg、Cd 应不得过 0.3mg/kg。由实验数据可知，测试的灵芝孢子粉样品中 As、Hg 含量均低于限度值；一个样品 Pb 含量超过药典标准；7 个样品 Cd 含量超过药典标准。而中国食品卫生标准关于 As、Hg、Pb、Cd 的限度则比《中华人民共和国药典》要严格许多，如：粮食（成品粮）中 Hg 含量不得超过 0.02mg/kg（GB 2762—81）；糕点、饼干、面包中 Pb 残留量不得超过 0.5mg/kg（GB7100—86）；食用豆粕中 Pb 残留量不得超过 1mg/kg（GB 14932.1—94）；粮食中 As 不超过 0.7mg/kg（GB 2715—81）；糕点、饼干、面包中 As 不超过 0.5mg/kg（GB 7100—86）；大米中 Cd 应不得过 0.2mg/kg（GB 1315201—1994）。按照食品标准，测试的 20 个样品 As 含量均低于 0.5mg/kg；20 个样品 Hg 含量全部超出限度；11 个样品 Pb 含量低于 0.5mg/kg；12 个样品 Pb 含量低于 1mg/kg；16 个样品 Cd 含量超过 0.2mg/kg。

随着经济的快速发展，人们生活水平的提高，开始越来越关注自己的身体健康状况，追求更高的生活质量和生活品质，对食品、药品安全的要求越来越高，但同时随着工业化、现代化的发展，重金属污染问题越来越严峻。食品、药品安全日益成为相关机构的重要研究对象，重金属污染问题成为一个重要的社会话题和科研课题。本研究利用的原子荧光及原子吸收光谱法测定灵芝孢子粉中的 4 种重金属含量具有灵敏、高效、准确等优点，可用于灵芝孢子粉的安全性评价。研究为建立灵芝孢子粉的重金属限度提供一种可靠的科学理论依据。

专题报告 22

畲药地稔药材的质量标准研究

摘要： 通过研究畲药地稔药材的质量标准，为该药用植物资源的开发利用提供科学依据。运用显微鉴别法、薄层色谱法、高效液相色谱法分别对地稔的显微特征、指标性成分没食子酸、槲皮素进行定性定量测量。结果为没食子酸回归方程为 $Y=2\times10^6 X+2.3026$，$R^2=0.9998$，槲皮素回归方程为 $Y=6\times10^4 X+5.1521$，$R^2=0.9996$。没食子酸和槲皮素分别在 $0.0814\sim0.3260\mu g$、$0.0271\sim0.1360\mu g$ 内呈线性。研究所得方法简便，准确，可有效评价地稔药材的质量。

关键词： 畲药，地稔，质量标准

畲药地稔，为野牡丹科植物地稔 *Melastoma dodecandrum* Lour. 的干燥全草，又名嘎狗噜、地葡萄、金头石榴、铺地锦、落地稔、地茄等。地稔分布于我国广西、广东、湖南、江苏、浙江、福建、贵州等地区，生于酸性土壤的山坡路旁矮草丛中，为畲族常用药材。其味甘、涩，性凉，具有清热解毒，消肿祛瘀，活血止血之功效。临床用于治疗高热、肿痛、咽喉肿痛、牙痛、赤白血痢疾、黄疸、水肿、痛经、崩漏、带下等病症。现代临床研究报道，将地稔制剂治疗消化道出血，止血功效显著。现有研究表明，地稔含有多糖、黄酮类、氨基酸、酚类、常量和微量元素等多种化学成分，具有止血、抗氧化、镇痛抗炎、降糖等作用。另有报道，地稔有抗肿瘤、抗衰老、降血糖、降血脂等作用，对正常细胞没有毒副作用。

《浙江省中药炮制规范》2005 年版以畲药名义收载的地稔质量标准不完善；关于地稔的鉴别，也仅在广东省中药材标准（第一册）中收载了叶的显微鉴别和使用地稔对照药材的薄层色谱鉴别法；但关于地稔根的鉴别要点及指标性成分的鉴别未见有文献报道。本文作者参考文献，选取地稔的生药学研究、薄层鉴别及含量测定作为突破口，通过地稔与同科植物野牡丹根、叶的显微特征比较并以地稔药材中没食子酸、槲皮素作为其质量控制指标，建立了显微特征、薄层色谱和高效液相色谱法对地稔的质量控制方法，完善了地稔的质量标准，可作为地稔药材的质量检测及评价方法。

1　显微鉴别

1.1　仪器与试剂

OLYMPUS 系统显微镜（奥林巴斯公司）；水合氯醛试液（北京恒业中远化工有限公司生产）；间苯三酚试液（太平洋化源有限公司生产）

1.2　试验材料

地稔药材（采自丽水市莲都区，经丽水市食品药品检验所李水福主任中药师鉴定为野牡丹科植物地稔 *Melastoma dodecandrum* Lour.，根据采集时间确定批号分别为 20100501、20100613、20100822、20110726、20110802、20110811）；野牡丹药材（采自丽水市莲都区，经丽水市食品药品检验所李建良副主任中药师鉴定为野牡丹科方枝野海棠，根据采集时间确定批号分别为 20110912、20111025）。

1.3　试验方法

取部分地稔药材、野牡丹药材的根、叶，运用徒手切片法分别制作根、叶横切面片，取适量药材粉碎过 5 号筛后按粉末制片法制作粉末片。切片与粉末均在显微镜下观察和照相。

1.4　结　果

1.4.1　根横切面
木栓层由 10~14 列细胞组成，多成扁圆形，排列整齐，偶见石细胞，类方形、梭形，簇晶单个散在或数个排列成行。皮层宽广，为数层薄壁细胞组成，细胞呈长圆形、卵圆形、不规则形，细胞壁薄，偶见棕红色块状物。韧皮射线多单列，细胞类圆形。导管多单个径向排列。同科植物野牡丹皮层薄壁细胞多呈圆形，排列整齐，细胞壁增厚。

1.4.2 叶横切面

上、下表皮细胞均 1 列，类长方形，偶见单细胞非腺毛，栅栏组织细胞排列整齐，叶肉组织散有众多草酸钙簇晶，主脉 3~5 条，导管直径 6~12μm，排列不规则，且有明显间隙。同科植物野牡丹导管排列整齐紧凑，直径 3~6μm。

1.4.3 粉 末

本品粉末黄棕色。木栓细胞黄棕色，薄壁细胞无色或淡黄色，卵圆形或不规则形。以网纹导管为主。草酸钙簇晶多，散在或数个排列成行。石细胞淡黄色，梭形或类方形。

2 薄层色谱鉴别

2.1 实验材料

恒温水浴锅（上海梅香仪器有限公司生产）；电热恒温干燥箱（DHG-9031A 型，上海精宏实验设备公司生产）；紫外分析仪（ZF-108 型，上海鄂禾仪器有限公司生产）；地稔对照药材（批号：121239-200502，中国药品生物制品检定所提供）；没食子酸对照品（批号：0831-9501，中国药品生物制品检定所提供）；槲皮素对照品（批号：100081-200406，中国药品生物制品检定所提供）；地稔药材（同 1.2）；所用试剂为分析纯。

2.2 方法与结果

2.2.1 供试品溶液的制备

取地稔药材 2g，加乙醇 20mL 回流提取 30min，滤过，滤液蒸干，残渣加甲醇 2mL 使溶解，作为供试品溶液。

2.2.2 地稔对照药材液的制备

取地稔对照药材 1g，加乙醇 10mL，同供试品制备方法即得。

2.2.3 对照品溶液的制备

取没食子酸对照品、槲皮素对照品，加乙醇制成每 1mL 含 1mg 的混合溶液，作为对照品溶液。

2.2.4 薄层板的制备

取硅胶 GF_{254} 预制板，于 110℃ 活化 30min，备用。

2.2.5 实验结果

分别吸取供试品、对照药材、对照品溶液各 4μL，点于同一硅胶 GF$_{254}$薄层板上，以甲苯-乙酸乙酯-甲酸（5:2:1）为展开剂，展开，取出，晾干，置紫外光灯（254nm）下检视，在与对照药材及对照品色谱相应位置上，显同样颜色的斑点。

3 高效液相色谱

3.1 色谱条件

色谱柱为 Agilent-SB C18（150mm×4.6mm，5μm），流动相为甲醇（A）-0.4%磷酸溶液（B），梯度洗脱：0~7min，5% A；7~9 min，5%~35% A；9~11min，35% ~ 55% A；体积流量为 1.0mL/min，柱温 30℃，检测波长为 254nm。

3.2 对照品溶液的制备

精密称取没食子酸和槲皮素对照品适量，置同 50mL 量瓶中，加 80%甲醇溶解并稀释至刻度，摇匀，制成含没食子酸 271.4μg/mL、槲皮素 271μg/mL 的混合对照品溶液。

3.3 供试品溶液的制备

精密称取经粉碎，过 3 号筛的地稔药材（批号 20110802）粉末 4.0g（同时另取本品测定水分）置锥形瓶中，精密加入 50mL 甲醇-15%盐酸（4:1），密塞，称定质量，加热回流提取 3h，放冷至室温，再称定质量，用提取溶剂补足减失的质量，摇匀，滤过，精密量取 5mL 滤液置 10mL 量瓶中，用提取溶剂稀释至刻度，摇匀，滤过，滤液即为供试品溶液。

3.4 系统适应性试验

分别精密吸取对照品和供试品项下溶液，按"3.1"项下色谱条件进样，记录色谱图，见图 1。在该色谱条件下，没食子酸、槲皮素与其他成分可达到基线分离，分离度均大于 1.5。对照品色谱峰与供试品色谱峰中相对应色谱峰的紫外光谱吸收均一致。结果表明在上述色谱条件下没食子酸和槲皮素具有良好的分离效果。

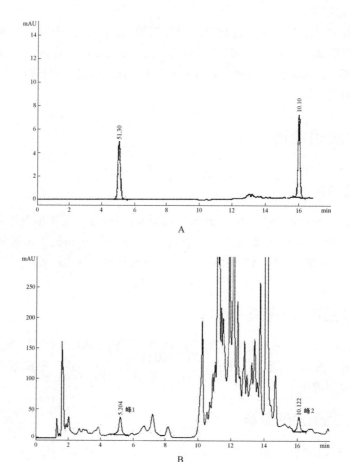

图1　混合对照品（A）和地稔药材供试品（B）溶液的 HPLC 图谱

1—没食子酸　2—槲皮素

3.5　线性关系考察

精密吸取混合对照品溶液适量，分别制成没食子酸质量浓度为 16. 284、27. 140、37. 996、48. 852、65. 136μg/mL，槲皮素质量浓度为 5. 42、10. 84、16. 26、21. 68、27. 10μg/mL 的对照品溶液，准确吸取 5μL，按上述确定的色谱条件进行测定，分别以对照品的（X）为横坐标，峰面积积分值（Y）为纵坐标，得没食子酸回归方程为 $Y = 2 \times 10^6 X + 2. 3026$，$R^2 = 0. 9998$，槲皮素回归方程为 $Y = 6 \times 10^4 X + 5. 1521$，$R^2 = 0. 9996$。结果表明，没食子酸和槲皮素分别在 0. 0814~0. 3260μg、0. 0271~0. 1360μg 内与峰面积呈良好的线性关系。

3.6　精密度试验

精密吸取对照品溶液 5μL，连续进样 5 次，测得其峰面积，计算没食子酸峰面积的 RSD 为 0.46%（$n=5$），槲皮素峰面积的 RSD 为 0.41%（$n=5$），结果显示精密度良好。

3.7　稳定性试验

精密吸取"3.3"项下制备的供试品溶液各 5μL，分别在 0、4、8、12、24h 依次进样，测得其峰面积，计算没食子酸峰面积的 RSD 为 0.83%（$n=5$），槲皮素峰面积的 RSD 为 0.43%（$n=5$）。

3.8　重现性试验

精密称取同一地稔药材（批号 20110802）粉末 5 份，照"2.3"项下制备，进样 5μL，按干燥品计算，没食子酸和槲皮素质量分数分别为 1.00、0.31mg/g，RSD 分别为 0.86%、1.42%。

3.9　加样回收率试验

取已测定的地稔药材（批号：20110802）6 份，各约 2.0g，精密称定，置具塞锥形瓶中，分别精密加入没食子酸、槲皮素对照品溶液 1mL（质量浓度分别为 1.76、0.590mg/mL），按"3.3"项下方法，制备供试品液，进样5μL，测定没食子酸和槲皮素量，计算得没食子酸和槲皮素回收率分别为 97.72%、99.75%，RSD 分别为 0.90%、1.39%。

3.10　样品测定

取不同批号的样品粉末（过 3 号筛）约 4.0g，各 2 份，精密称定，按"3.3"项下方法制备供试品溶液，分别测定并计算质量分数。结果见表 1。

表 1　地稔药材中没食子酸和槲皮素的测定结果（$n=3$）

批　号	没食子酸（mg/g）	槲皮素（mg/g）
20100501	0.99	0.28
20100613	0.85	0.29
20100822	1.02	0.26
20110726	0.96	0.33
20110802	1.00	0.31
20110811	1.92	0.24

4　讨　论

（1）作者参考文献未采用广东省中药材标准（第一册）中所收载的地稔的薄层色谱鉴别方法，另参考文献及中国药典选取适合同时鉴别地稔对照药材、没食子酸和槲皮素的薄层色谱系统，在同一色谱系统中用对照药材、对照品双重指标对地稔的质量进行控制，建立了较完善的地稔薄层色谱鉴别方法。

薄层鉴别试验分别用甲醇、乙醇作为提取溶剂，考察超声提取、加热回流两种方法对地稔药材的提取能力，结果发现用甲醇或乙醇超声 1h 所得供试品斑点较淡，用乙醇加热回流提取 30min 所得供试品斑点明显，分离清晰，且省去了文献在供试品提取时使用中性氧化铝柱的步骤，更方便简捷。

（2）经试验，液相色谱选择 254 nm 为检测波长，以甲醇-0.4%磷酸溶液为流动相，用甲醇-15%盐酸（4∶1）作为提取溶剂能够将没食子酸、槲皮素分离。没食子酸和槲皮素为畲药地稔药材中的药理活性成分，研究表明该方法简便易行、准确、重复性好，可用于畲药地稔药材的质量控制。

（3）本实验采用显微鉴别方法，对地稔进行生药学鉴定，方法简便，易操作，能够很好地鉴定地稔原药材，为更好的控制药材质量提供依据。

专题报告 23

毛细管气相色谱法测定
厚朴中 β-桉叶醇的含量

摘要： 本研究通过建立毛细管气相色谱法测定厚朴中 β-桉叶醇的含量。以 β-苯乙醇为内标物；色谱柱为 Zeborn ZB-WAX（60m × 320μm × 0.5μm）毛细管柱，柱温 200 ℃；氢火焰离子化检测器（FID），气化室温度 250℃；载气为氮气，流速 1.3mL/min，分流比 4:1 进行测定。结果为 β-桉叶醇在 0.0151 ~ 0.2712mg/mL（$r = 0.9998$）范围内呈良好的线性关系；其平均回收率为 99.28%（RSD = 1.17%，$n = 6$）。本方法简便易行，快速准确，重现性好，可用于厚朴药材及饮片的质量控制。

关键词： 厚朴；β-桉叶醇；含量测定；气相色谱法

厚朴为木兰科植物厚朴 Magnolia officinalis Rehd. et Wils. 或凹叶厚朴 Magnolia offinalis Rehd. et Wils. var. biloba Rehd. et Wils. 的干燥干皮、根皮及枝皮，具有燥湿消痰、下气除满的功效，可用于湿滞伤中、脘痞吐泻、食积气滞、腹胀便秘、痰饮喘咳等。厚朴入药历史悠久，始载于神农本草经，是我国特有的珍贵药材、国家二级保护中药材。厚朴含约1%的挥发油，其挥发油成分具有杀菌、镇静、驱风健胃等药理作用，其中 β-桉叶醇约占挥发油 15% ~ 25% 含量，为其挥发油中主要成分，β-桉叶醇在消化道系统、保护肝细胞等方面均显示良好的活性。相关文献仅对厚朴中厚朴酚和和厚朴酚含量测定进行研究，且 2010 年版《中国药典》已收载厚朴中厚朴酚和和厚朴酚的含量测定方法，但未对厚朴的挥发油含量作规定。查询文献资料，仅涉及 β-桉叶醇为厚朴挥发油的主要成分，未见厚朴中 β-桉叶醇含量测定的报道。故本文选用 β-桉叶醇作为厚朴挥发油含量测定的指标成分,以β-苯乙醇为内标物,采用毛细管GC-FID法测定厚朴中β-桉叶醇的含量,并对不同产地的8批厚朴药材和饮片进行含量分析,旨在为完善厚朴质量标准提供科学依据。

1 仪器与试药

1.1 仪 器

Agilent 7890B气相色谱仪(美国Agilent公司);电子天平(XS105DU,瑞士梅特勒公司);智能超声波清洗器(DL-360D,360W,40kHz,上海之信仪器有限公司)。

1.2 试剂与试药

β-桉叶醇对照品(成都普菲德生物技术有限公司,批号:140626,纯度≥98%);β-苯乙醇(Aladdin,纯度>99.5%);乙酸乙酯(分析纯);水为重蒸水。

厚朴药材与饮片均为2014年自行采集或市场购入,丽水市食品药品检验所中药专家鉴定,为木兰科植物厚朴或凹叶厚朴的干燥干皮、根皮及枝皮(表1)。

表1 厚朴药材一览

编号	品种	来 源	批 号	水分(%)
1	姜厚朴	浙江康恩贝有限公司	130701	7.5
2	厚朴	浙江省云和县(采集)	140816	10.5
3	厚朴	浙江省龙泉县(采集)	141011	9.8
4	姜厚朴	浙江震元股份有限公司	140611	8.4
5	姜厚朴	浙江宇晨药业有限公司	14021003	8.7
6	姜厚朴	浙江英特中药饮片有限公司	1410100	10.2
7	姜厚朴	亳州宏宇中药饮片有限公司	140212	8.2
8	姜厚朴	安徽方氏中药饮片有限公司	1409009	9.2

注:水分采用甲苯法(《中华人民共和国药典》2010版一部附录Ⅸ H第二法)测。

2 方法与结果

2.1 色谱条件

色谱柱:Zeborn ZB-WAX(60m×320μm×0.5μm)石英毛细管柱,柱温

200℃；FID，气化室温度 250℃；载气为氮气，流速 1.3mL/min，空气流速 400mL/min，氢气流速 40mL/min，柱前压为 17.985psi；进样体积 1μL；分流比 4∶1。在此条件下，β−桉叶醇和内标物 β−苯乙醇可与其相邻共存成分达到基线分离（R>1.5），理论塔板数按 β−桉叶醇计大于 70000。气相色谱图见图 1（A 空白样品，B 对照品，C 供试品）。

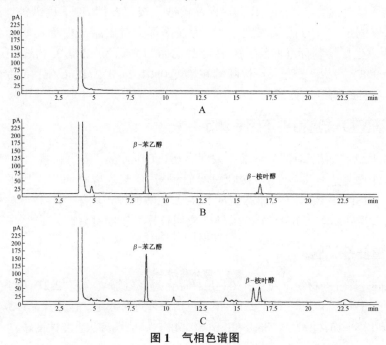

图 1　气相色谱图

2.2　试液的制备

内标溶液：取内标物 β−苯乙醇约 0.3g，精密称定，置 100mL 量瓶中，用乙酸乙酯稀释至刻度，摇匀，制成 1mL 含 β−苯乙醇 2.989mg 的溶液。

对照品储备液：取 β−桉叶醇对照品约 12mg，精密称定，置 40mL 量瓶中，用乙酸乙酯稀释至刻度，摇匀，制成 1mL 含 β−桉叶醇 0.3013mg 的溶液，作为对照品储备液。

供试品溶液：取厚朴药材粉末（过 2 号筛）约 2g，精密称定，置具塞锥形瓶中，精密加入乙酸乙酯 25mL，密塞，称定重量，冷浸 1h，超声处理（功率 300W，频率 40kHz）30 分钟，放冷，再称定重量，用乙酸乙酯补足减失的重量，摇匀，滤过，精密量取续滤液 5mL 置 10mL 量瓶中，再精密加入内标溶液 1mL，用乙酸乙酯稀释至刻度，摇匀，过 0.45μm 滤膜，即得。

2.3　线性关系考察

精密量取"2.2"项下对照品储备液 0.5、1.0、3.0、5.0、7.0、9.0mL 分别置 1# 至 6# 的 10mL 量瓶中，分别精密加"2.2"项下内标溶液 1mL，用乙酸乙酯稀释至刻度，摇匀，作为对照品溶液。按"2.1"项下色谱条件注入气相色谱仪测定，以对照品浓度（X）为横坐标，对照品与内标物峰面积之比（Y）为纵坐标绘制标准曲线，β-桉叶醇的回归方程为：$Y = 3.40X + 0.00013$（$r = 0.9998$）。结果表明，β-桉叶醇在浓度 0.0151~0.2712mg/mL 范围内与峰面积比呈良好的线性关系。

2.4　精密度试验和校正因子测定

取"2.3"项下对照品溶液，浓度为 0.0904mg/mL（3#），按"2.1"项下色谱条件重复进样 6 次，β-桉叶醇峰面积与 β-苯乙醇峰面积之比平均值为 0.3073（RSD=0.33%）；计算相对于 β-苯乙醇的校正因子，β-桉叶醇校正因子平均值为 0.9842（RSD=0.33%），表明仪器精密度良好。

2.5　重复性试验

取同一厚朴药材粉末（3# 浙江龙泉样品，过 2 号筛），按"2.2"项下方法平行制备 6 份供试品溶液，按"2.1"项下色谱条件进行测定。按干燥品计算，厚朴中 β-桉叶醇平均含量为 0.286%（RSD =0.61%），表明方法重复性良好。

2.6　稳定性试验

取"2.5"项下供试品溶液，按"2.1"项下色谱条件分别于 0、4、8、12、18、24、30h 进样分析，β-桉叶醇峰面积与 β-苯乙醇峰面积之比平均值为 2.8261（RSD=0.47%），结果表明供试品溶液在 30h 内稳定。

2.7　加样回收率试验

取已知含量的同一批厚朴药材粉末（3# 浙江龙泉样品，过 2 号筛）6 份，各约 1g，精密称定，置具塞锥形瓶中，分别精密加入 0.5012mg/mL 的 β-桉叶醇对照品液 6mL，按"2.2"项下供试品溶液制备方法制备回收率溶液，按"2.1"项下色谱条件进行测定，内标法计算含量，结果见表 2。结果表明，测定准确度良好。

表 2　加样回收率试验结果

称样量 （g）	样品含量 （mg）	加入量 （mg）	测得量 （mg）	回收率 （%）	$\overline{\mathrm{X}}$（%）	RSD（%）
1.0153	2.6192	3.0072	5.5763	98.33		
1.0265	2.6481	3.0072	5.6440	99.62		
1.0021	2.5851	3.0072	5.6179	100.85	99.28	1.17
1.0365	2.6739	3.0072	5.6912	100.34		
1.0264	2.6478	3.0072	5.6107	98.53		
1.0364	2.6736	3.0072	5.6215	98.03		

2.8　含量测定

取厚朴药材和饮片共 8 批样品，按 "2.2" 项下方法制备供试品溶液，按 "2.1" 项下色谱条件进行测定，按干燥品计算，结果见表 3。

表 3　厚朴中 β-桉叶醇的含量测定结果（$n=2$）

编号	品　种	来　源	批　号	含量（%）
1	姜厚朴	浙江康恩贝有限公司	130701	0.131
2	厚朴	浙江省云和县（采集）	140816	0.333
3	厚朴	浙江省龙泉县（采集）	141011	0.286
4	姜厚朴	浙江震元股份有限公司	140611	0.062
5	姜厚朴	浙江宇晨药业有限公司	14021003	0.108
6	姜厚朴	浙江英特中药饮片有限公司	1410100	0.215
7	姜厚朴	亳州宏宇中药饮片有限公司	140212	0.094
8	姜厚朴	安徽方氏中药饮片有限公司	1409009	0.097

3　讨　论

3.1　气相色谱条件的建立

本研究考察了 DB-5（30m × 320μm × 0.5μm）、HP-5（30m × 320μm × 0.53μm）、SE-54（30m × 320μm × 2.65μm）、Zeborn ZB-WAX（60m × 320μm × 0.5μm）等石英毛细管柱，不同柱温及程序升温方法；考察了正己烷、正十五烷、苯甲酸、β-苯乙醇等作为内标物进行试验，最终确定 β-苯乙

醇为内标物及"2.1"项下色谱条件。在该条件下基线平稳，不同来源的厚朴药材与饮片中 β-桉叶醇与内标物 β-苯乙醇之间以及它们与其共存组分之间能很好地分离。无需程序升温，在恒温条件下 25min 内即可完成相关成分的分离检测。

3.2 样品前处理方法的优选

提取溶剂选择，考察了正己烷、乙酸乙酯和甲醇 3 种溶剂，结果发现甲醇和乙酸乙酯作为提取溶剂时 β-桉叶醇提取效率相近，提取效率均较高。考虑到甲醇作为溶剂时，极易提取出样品中的水分，含水的样品注入气相色谱，水分会加速气相色谱柱的固定相流失和降低 FID 检测器的灵敏度，且甲醇的毒性远大于乙酸乙酯的毒性，故采用乙酸乙酯为提取溶剂。提取方法选择，对比了冷浸 1h 后超声提取与加热回流提取 2 种方法，结果发现冷浸 1h 后超声提取的方法提取效率较高。超声时间选择，考察了超声 5、15、30、45、60min，结果发现 30、45 和 60min 超声提取效率较高，但三者无显著差异，故采用 30min 超声提取处理。

3.3 厚朴药材与饮片的含量分析

从检测结果发现，厚朴药材中 β-桉叶醇的含量明显高于厚朴饮片，概因 β-桉叶醇在饮片炮制过程中有一定的损失。不同批次的厚朴饮片，其 β-桉叶醇含量差别较大，最高含量为最低含量 3 倍多，说明市场上药材的质量参差不齐，很有必要建立相应的标准来控制厚朴质量。由于样品数量有限，未能显示出不同地区的药材及饮片在含量上的异同。本文建立的厚朴药材及饮片中 β-桉叶醇的含量测定的方法，为厚朴中挥发油含量测定提供了有效的检测技术。

附 录:

DB 3311/T59—2016
油茶前胡复合经营技术规程

前 言

本标准按照 GB/T1.1—2009 给出的规则起草。

本标准由丽水市农业局提出并归口。

本标准起草单位:丽水市林业科学研究院。

本标准主要起草人:谢建秋、刘跃钧、蒋燕锋、葛永金、朱虹、蓝云龙、姚理武

1 范 围

本标准规定了油茶林下套种前胡的术语和定义、栽培条件、栽培技术、抚育管理、采收与初加工等技术。

本标准适用于油茶林下套种前胡。

2 规范性引用文件

下列文件对于本文件的应用是必不可少的。凡是注日期的引用文件,仅所注日期的版本适用于本文件。凡是不注日期的引用文件,其最新版本(包括所有的修改单)适用于本文件。

GB 4285 农药安全使用标准

GB 8080　绿肥种子

GB/T 8321（所有部分）农药合理使用准则

LY/T 1684　森林食品　总则

LY/T 1678　食用林产品产地环境通用要求

DB3311/T 12—2013 油茶山地栽培技术规程

《中药材生产质量管理规范（试行）》（2002 年）

3　术语和定义

下列术语和定义适用于本标准。

3.1　前　胡

伞形科植物白花前胡（*Peucedanum praeruptorum* Dunn），多年生草本，花白色，其干燥根茎作药用。

3.2　复合经营

在一个土地利用单元中，综合考虑经济、社会、生态因素的前提下，人为地将林业和农业（包括牧业、渔业）有机结合起来的土地利用方式。

4　产地环境

环境空气质量、灌溉水质量和土壤环境质量符合 LY/T 1678 规定的标准。极端最低气温≥-8℃，极端最高气温≤40℃，年平均日照 1500h 以上，年降水量 1000mm 以上。

5　栽培技术

5.1　林分选择

选择阳光充足、土层深厚肥沃、结构疏松的油茶林地，坡度不超过 25°，以幼龄油茶林为好。干燥瘠薄的沙土、质地粘重的粘土和低洼易涝地不宜种植。

5.2　林地整理

清理地上前作枯物及杂草，全面深翻土地，耙细整平，根据立地条件顺势做成 1.2m～1.5m 宽的平整畦面，沟宽 30cm，沟深 20cm。斜坡种植每隔 3m～10m 设置一条生草带，以防水土流失。

5.3　基　肥

前胡种植前每公顷油茶林地施腐熟有机肥 15000kg 作基肥。

5.4　播　种

5.4.1　播种时间

12 月至次年 3 月，以年前为好。

5.4.2　种子播前处理

前胡种子必须符合 GB 8080 中规定的三级良种标准。播种前先将种子放入 40℃ 温水中浸泡 12 小时，然后沥干待播。

5.4.3　播种方法

撒播或条播。将种子均匀撒于畦面或按行距 25cm 开沟播种，沟深 3cm～5cm，播后用木板轻压并覆盖一层薄薄的草木灰或泥土，以不见种子为宜。

5.4.4　播种量

每公顷用前胡种子 15kg。

5.5　苗期管理

5.5.1　定　苗

当前胡幼苗长到 8cm～10cm 时，要移密补稀，按 20cm～25cm 的株行距定苗。

5.5.2　打　顶

4 月份对 1 年或 2 年生不留种植株打顶，即把抽苔植株从茎基部折断。

5.5.3　除　草

4 月~5 月和 5 月~6 月各除草 1 次。

5.5.4　施　肥

前期没有施基肥或土壤肥力不足可结合中耕除草每公顷施有机无机复混肥600kg~750kg（总养分≥30%，有机质含量≥20%）。在 8 月上旬，每公顷追施45%（15−15−15）硫酸钾复合肥 450kg，肥料施在前胡行间的浅沟中，覆土并及时浇水。

5.5.5　排　灌

遇干旱时，适当浇水，连续阴雨天注意清沟排水。

6　病虫害防治

前胡主要病虫害有根腐病、蚜虫。农药使用按照 GB 4285、GB/T 8321、

《中药材生产质量管理规范（试行）》规定执行。

6.1　根腐病

发病初期立即拔除病株，附近植株用 50% 多菌灵 500 倍~600 倍液或 50% 代森铵 300 倍~500 倍液喷施或灌根或恶霉灵 70% 可湿性粉剂 3000 倍液防治，间隔期 7 天~10 天。

6.2　蚜　虫

危害期用 20% 的吡虫啉 2500 倍液或 25% 的吡蚜酮 3000 倍液喷雾防治。

7　采收与加工

7.1　采收时间

前胡一般在 11 月底开始采挖。最佳采收期是冬至后至第二年萌芽前，此时采收产量折干率最高，商品品质最佳。留种果实霜降后当果实表面呈紫褐色时即可采收。

7.2　采收储藏

挖大留小，挖取不抽苔的植根，去掉茎叶后，摊晒或低温烘干。采挖时留下的细根须可埋入土中，翌年会长出新的前胡苗。果实要放室内阴干，置阴凉干燥处储藏。

8　油茶栽培管理

油茶栽培管理参照 DB3311/T 12—2013 油茶山地栽培技术规程执行。

9　油茶前胡复合经营标准化生产模式图

参见本标准附录 A。

附　录　A

（资料性附录）

油茶前胡复合经营标准化生产模式图（略）

参 考 文 献

［1］国家药典委员会. 中华人民共和国药典（一部）［M］. 北京：中国医药科技出版社.

［2］朱圣和. 中国药材商品学［M］. 北京：人民卫生出版社，1990：207.

［3］刘跃钧，朱虹，葛永金，等. 锥栗林下套种多花黄精复合经营技术（DB3311/t23-2014）［S］. 丽水市技术质量监督局发布，2014.

［4］斯金平，俞巧仙，宋仙水，等. 铁皮石斛人工栽培模式［J］. 中国中药杂志，2013（4）：481-484.

［5］刘跃钧，柳新红，包瑞发，等. 马齿苋反季节丰产栽培技术研究［J］. 林业科技开发，2004，18（2）：52-54.

［6］刘跃钧，柳新红，吕明亮，等. 马齿苋反季节栽培技术［J］. 浙江林业科技，2004，24（2）：43-45.

［7］浙江省食品药品监督管理局. 浙江省中药炮制规范（2005版）［M］. 杭州：浙江科学技术出版社，2006：539.

［8］朱波，华金渭，吉庆勇，等. 毛花猕猴桃生物学特性与优良株系初选［J］. 浙江农业科学，2013（1）：32-34.

［9］陈志英，李水福. 浅谈畲药地稔的研究概况［J］. 中草药，2007，38（7）：68-69.

［10］国家中医药管理局《中华本草》编委会. 中华本草［M］. 上海：上海科学技术出版社，1999：47-49.

［11］刘敏，李水福，程科军. HPLC法测定畲药地稔药材中没食子酸和槲皮素［J］. 中草药，2012，43（4）：721-723.